Le régime anti-diabète

Diabète : la solution dans votre assiette !

EDITIONS Alpen

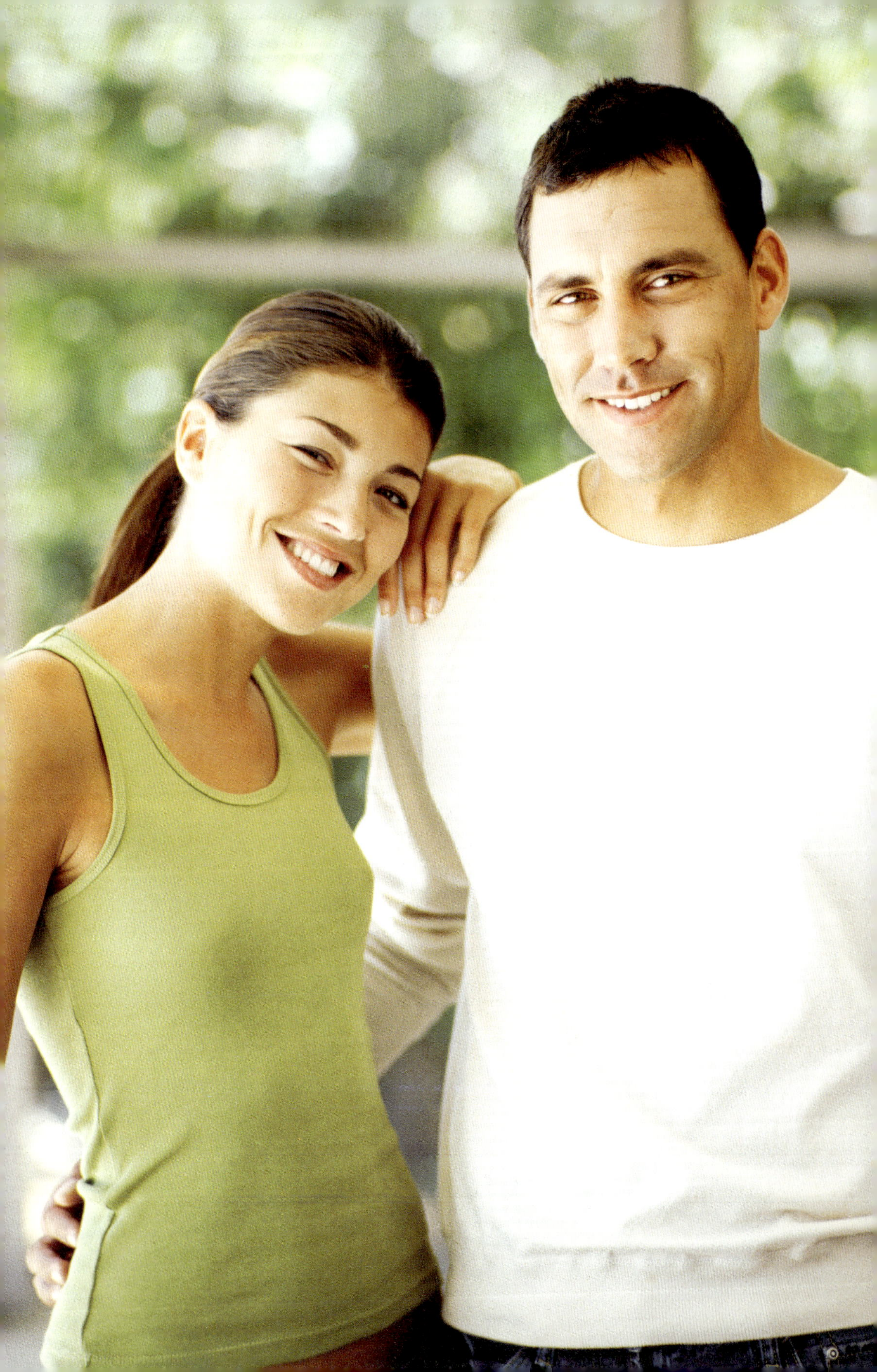

Dr Jacques Médart
&
Michel Montignac

Le régime anti-diabète

Diabète : la solution dans votre assiette !

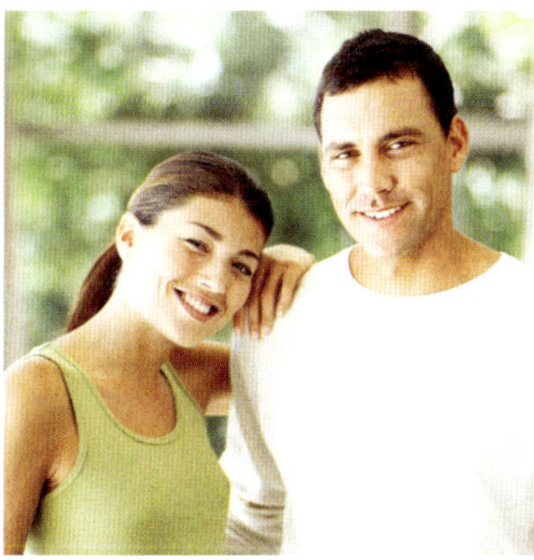

EDITIONS Alpen

Alpen Éditions
9, avenue Albert II
98000 Monaco

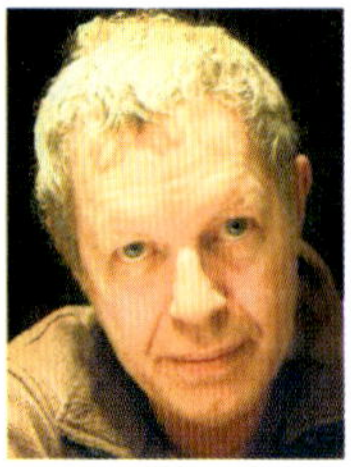

Le Dr Jacques Médart est médecin nutritionniste à Liège. Il est l'auteur d'un excellent Manuel pratique de nutrition chez De Boeck (Bruxelles) dans lequel il demande que les recommandations alimentaires belges officielles soient modifiées. Comme ces recommandations sont similaires à celles qui sont faites en France, Suisse et Canada, les arguments du Dr Jacques Médart intéressent celles et ceux qui se posent des questions sur leur alimentation.

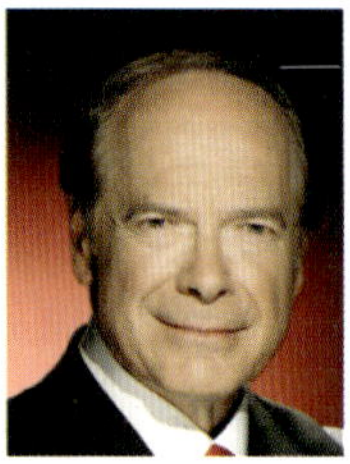

Michel Montignac est le premier au monde à avoir en 1986 introduit l'index glycémique dans l'amaigrissement.
Il demeure aujourd'hui l'un des meilleurs experts dans l'application de ce concept pour prévenir et réduire la surcharge pondérale et l'obésité.

Pour la présente Édition

9, avenue Albert II
MC - 98000 MONACO
Tél. : *00377 97 77 62 10*
Fax : *00377 97 77 62 11*

Direction :
Christophe Didierlaurent
Suivi éditorial :
Fabienne Desmarets
Mise en page et infographie :
Stéphane Falaschi

Dépôt légal : *2010*
ISBN13 : 978-2-35934-070-9

Crédits photos :
Anthony Lanneretonne, Eric Couderc, Bernard Radvaner
Stylistes culinaires : Carine Zurbach, Laurence Fossati, Anne Sophie Lhomme, Banana Stock, Stockbyte, Photodisc, Brand X, Photo Alto, Image State, Zen Shui.

Imprimé en France
Imprimerie Baud,
Dépôt légal n°646 : 2010
Saint-Laurent-du-Var

imprimé sur du papier issu
de forêts gérées durablement

Attention : cet outil est dangereux !

Que vous achetiez une foreuse, un escabeau ou un sèche-cheveux, le fabricant, après vous avoir félicité pour votre achat, ne manquera pas de vous mettre en garde vis-à-vis de toutes les situations plus ou moins dangereuses qui pourraient résulter de l'usage du produit que vous venez d'acquérir.

Nous ferons de même.

Le but de cet ouvrage est d'expliquer au diabétique, de façon aussi exhaustive que possible, les tenants et aboutissants du trouble métabolique qui est le sien et d'expliquer, de manière détaillée, comment gérer au mieux ce problème préoccupant au travers d'une alimentation adéquate.

Comment bien vivre avec son diabète ? Comment éviter les complications qui peuvent en découler ?... Ce livre se veut avant tout informatif et non thérapeutique.

Des modifications des habitudes alimentaires, si favorables soient-elles, nécessitent l'avis éclairé de votre médecin traitant ou de votre diabétologue de façon à ajuster, le cas échéant, les doses de votre traitement médicamenteux qui peut-être seront revues à la baisse.

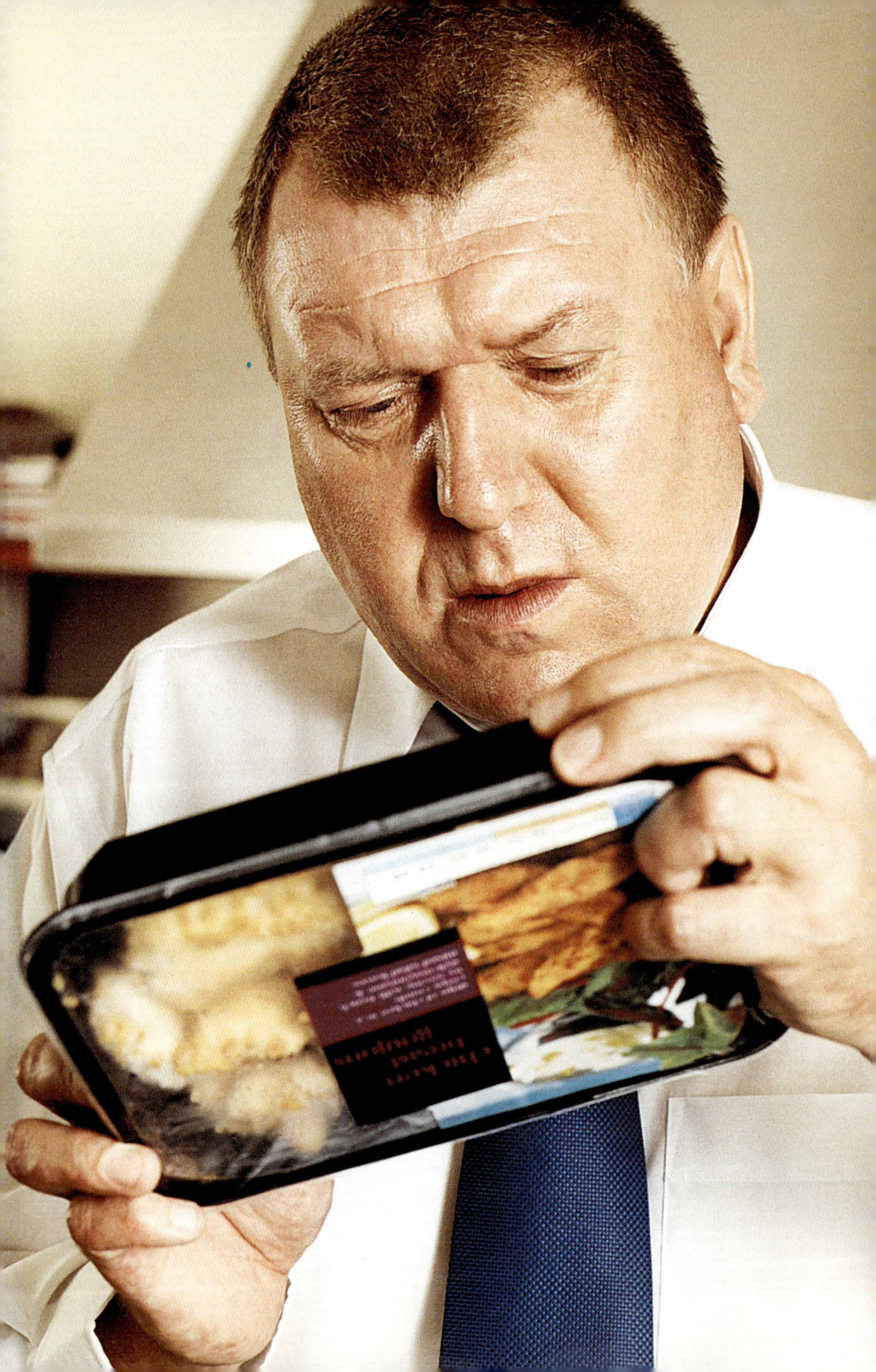

Introduction

Nous avons connu le temps, dans les années 1970, où certains diététiciens n'interdisaient pas seulement le sucre aux diabétiques mais limitaient aussi de façon draconienne la consommation de tout glucide : pain, pâtes, riz, pommes de terre et fruits. L'alimentation devenait alors une épouvantable contrainte et l'on en arrivait inévitablement à pallier cette forte limitation d'apports glucidiques par une alimentation plus riche en graisses : il faut tout de même bien manger quelque chose !

Les consignes ont évolué. Les progrès réalisés sur la qualité des insulines injectables et sur celle des comprimés d'antidiabétiques oraux ont relégué au second plan les mesures diététiques qui se limitent souvent aujourd'hui à l'abstention de sucre. Comme d'habitude, le discours médical actuel se veut court, progressiste et brillant : diagnostic, conduite à suivre, traitement, guérison.

Toutefois, cette attitude, appliquée au domaine de la nutrition, aboutit à une simplification abusive qui prête à confusion : tous les glucides sont appelés «sucres» et les fiches diététiques remises aux diabétiques se confinent encore bien souvent dans des listes d'aliments autorisés ou interdits. L'essentiel est le traitement par médicaments.

Cette notion est aujourd'hui complètement dépassée.

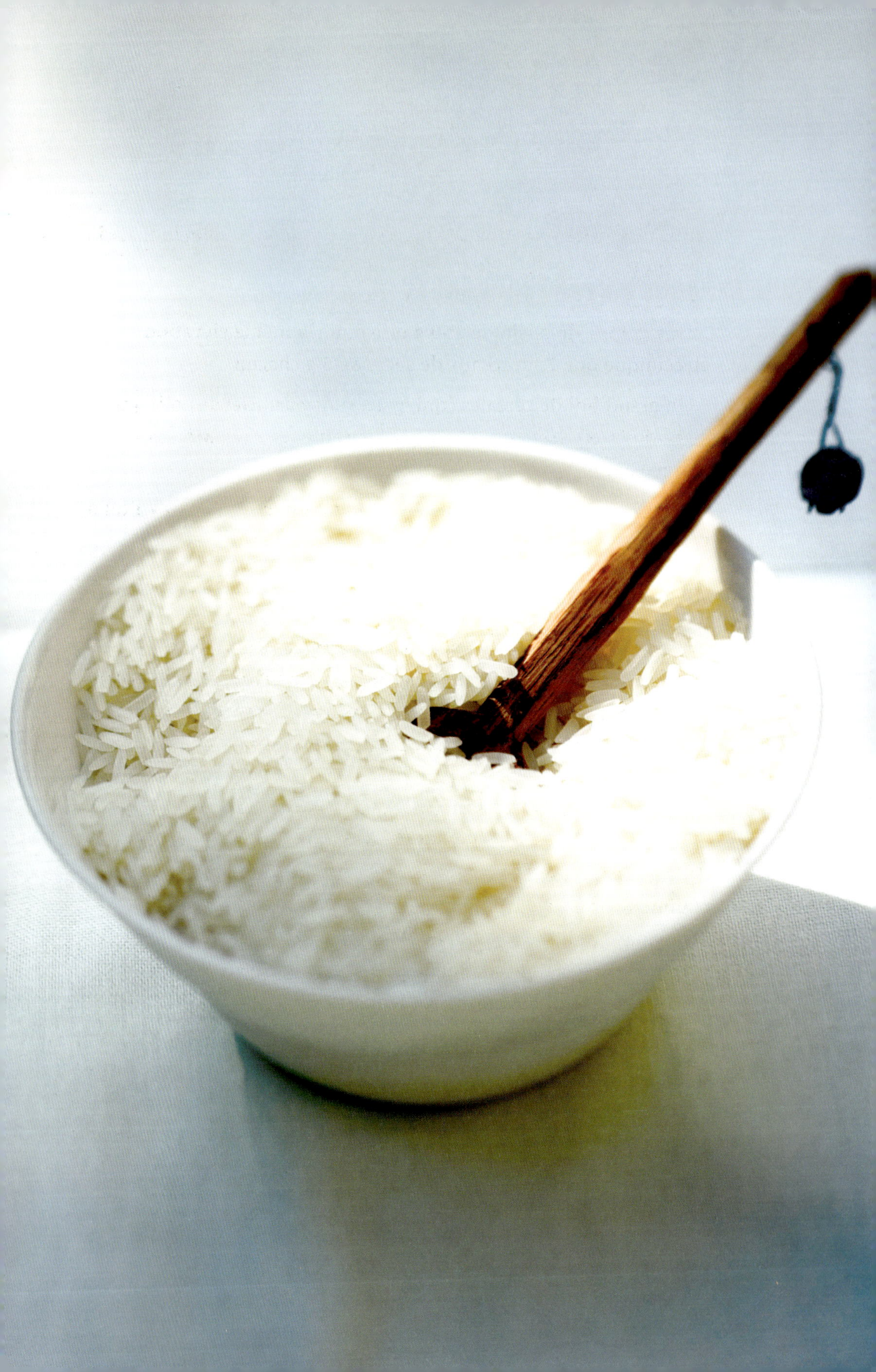

Un morceau de vrai sucre n'a pratiquement aucune influence sur la glycémie mais :

- Une grappe de raisin de 250 g provoque la même élévation glycémique que 7 morceaux de sucre de 5 g chacun
- Un grand bol de céréales (qui, grâce à une astucieuse politique publicitaire, constituent désormais la base d'un petit déjeuner parfait) équivaut à 9 sucres
- Un petit sachet de riz blanc ou 200 g de pommes de terre cuites à l'eau équivalent à 10 sucres
- Une demi baguette équivaut à 14 sucres

Ces quelques exemples frappants font appel aux notions d' «index glycémique» et de «charge glycémique» qui constituent une véritable révolution dans l'alimentation du diabétique. Grâce à ces notions, nous allons voir qu'il n'y a plus d'aliments interdits !

Le principe de base de ce nouveau concept n'est pas d'interdire formellement la consommation de sucre mais d'endiguer l'élévation de la glycémie par une consommation harmonieuse et adéquate d'aliments fournisseurs de glucose.
D'une part, pour des quantités identiques, ces aliments glucidiques n'entraînent pas tous une même élévation de la glycémie. Ils sont définis qualitativement par leurs INDEX GLYCÉMIQUES.
D'autre part, l'élévation glycémique dépend fortement des portions consommées, définies quantitativement par la CHARGE GLYCÉMIQUE.
Enfin, l'alimentation de tous les jours est un puzzle complexe fait de milliers de substances chimiques différentes (glucides, lipides, protéines, vitamines, sels minéraux, antioxydants...) dont certaines ont des effets favorables, d'autres des effets délétères sur l'équilibre du diabète.

TABLE DES MATIÈRES

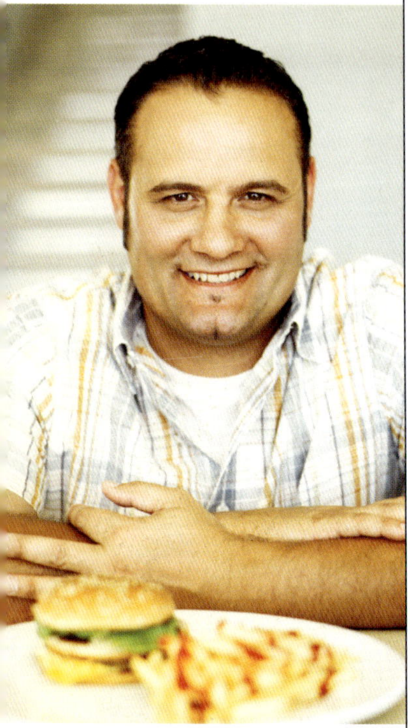

POURQUOI UNE GLYCÉMIE TROP ÉLEVÉE EST NOCIVE

LES diabètes et non pas LE diabète

Il existe deux types de diabète qui constituent deux maladies dont les causes sont fondamentalement différentes. Elles ont néanmoins un résultat commun : l'élévation de la glycémie, c'est-à-dire l'augmentation de la quantité de glucose dans le sang (ne parlons désormais plus de sucre !).

Le diabète de type 1

Le diabète de type 1 résulte d'une atteinte du pancréas. Les causes en sont encore mal connues. On évoque le plus souvent une pathologie auto-immune : le système immunitaire, on ne sait trop pourquoi, détruit les zones du pancréas chargées de la synthèse insulinique1. Dès lors, l'ouverture des portes d'évacuation du glucose n'est plus possible et celui-ci s'accumule dans le sang. La cause de cette maladie n'a aucun rapport avec l'alimentation. Le diabète de type 1 débute souvent brutalement et survient surtout avant l'âge de 20 ans. Cette maladie nécessite impérativement des injections journalières d'insuline : le diabétique de type 1 est dit insulinodépendant. En d'autres termes, sa survie dépend d'injections quotidiennes.

Un rapport alarmant !

L'International Diabetes Federation nous livre ces données très préoccupantes. Si on évalue actuellement à plus de 190 millions le nombre de diabétiques dans le monde, ce chiffre sera quasiment doublé d'ici 2030 d'après les épidémiologistes : 370 millions de cas sont prévus, soit une augmentation de 6 millions par an, essentiellement des diabétiques de type 2.

Le diabète de type 2

Le diabète de type 2 n'est pas dû à une insuffisance de sécrétion d'insuline : ce n'est pas le pancréas qui est malade mais ce sont les charnières des portes d'évacuation qui sont défectueuses et, dès lors, ces portes s'ouvrent de plus en plus difficilement. Cette évolution progressive oblige le pancréas à fabriquer de plus en plus d'insuline pour vaincre cette résistance jusqu'au jour où l'ouverture des portes devient insuffisante en dépit de sécrétions d'insuline importantes. Privé de ses portes de sortie, le glucose s'accumule alors dans le sang et la glycémie s'élève. À long terme, la situation peut évoluer vers un épuisement du pancréas qui synthétise alors de moins en moins d'insuline. Le diabète de type 2 est généralement une maladie d'évolution lente. Il est souvent découvert fortuitement lors d'une prise de sang qui montre une glycémie élevée chez une personne qui, jusque-là, se porte bien. Cette personne présente aussi la plupart du temps un excès de poids.

Classiquement, le diabète de type 2 est souvent mis en évidence chez des personnes de plus de quarante ans. Autrefois, on parlait même de «diabète du vieillard» mais cette appellation doit être sérieusement revue : on découvre actuellement de plus en plus de diabète de type 2 chez des adultes jeunes, des adolescents voire des enfants. Ce phénomène est directement lié à l'épidémie d'obésité qui sévit, sans exception, dans tous les pays industrialisés.

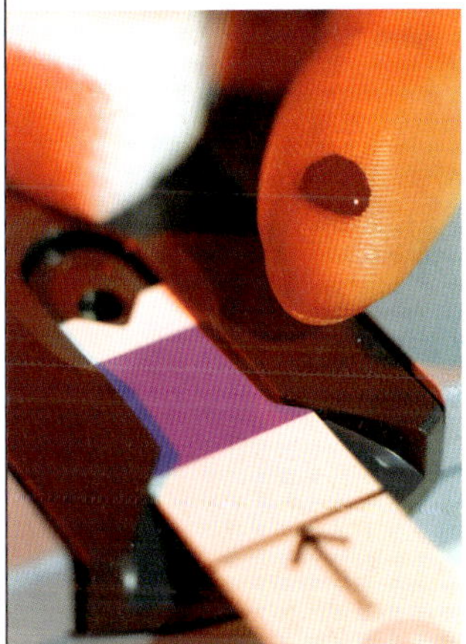

Glycémie à jeun

Le diabète, qu'il soit de type 1 ou de type 2, est clairement défini par une glycémie à jeun supérieure à 1,26 g de glucose par litre de sang.

Les complications d'un diabète mal équilibré

À long terme, une glycémie qui reste chroniquement trop élevée s'avère néfaste pour l'organisme. Un diabète mal équilibré entraîne différentes complications, notamment au niveau des vaisseaux sanguins et des terminaisons nerveuses.

L'ensemble de ces affections vasculaires dégénératives, localisées au niveau des petites artérioles et des capillaires, porte le nom de «**microangiopathies**», typiques du diabète. Elles sont responsables de complications redoutables : les échanges d'oxygène et de substances nutritives essentielles entre le sang et les tissus qu'il irrigue sont gravement perturbés.

Le «pied du diabétique»

Une des principales complications des microangiopathies sont des atteintes de nerfs appelées «**polyneuropathies**». Les nerfs sont en effet nourris par de petits vaisseaux sanguins dont l'altération retentit sur le fonctionnement nerveux. Les polyneuropathies les plus fréquentes se manifestent de façon symétrique au niveau des extrémités du corps, plus souvent au niveau des pieds (en chaussettes) qu'au niveau des mains (en gants), par des fourmillements, des démangeaisons, une perte de sensibilité et des douleurs, parfois intolérables, surtout la nuit.

La combinaison d'atteintes de nerfs et de petits vaisseaux sanguins peut également conduire à ce qu'il est convenu d'appeler «le pied diabétique» caractérisé par des plaies qui peuvent être incurables et conduire à l'amputation. D'autres complications redoutables résultent des microangiopathies. Elles touchent les cellules de la rétine et peuvent amener une **baisse de la vision** voire une cécité. Elles peuvent également altérer les cellules du rein, entraînant **une insuffisance rénale** progressive qui peut nécessiter le recours à l'épuration extrarénale mieux connue sous le nom de «rein artificiel» ou dialyse.

Que faire face à ces lésions ?

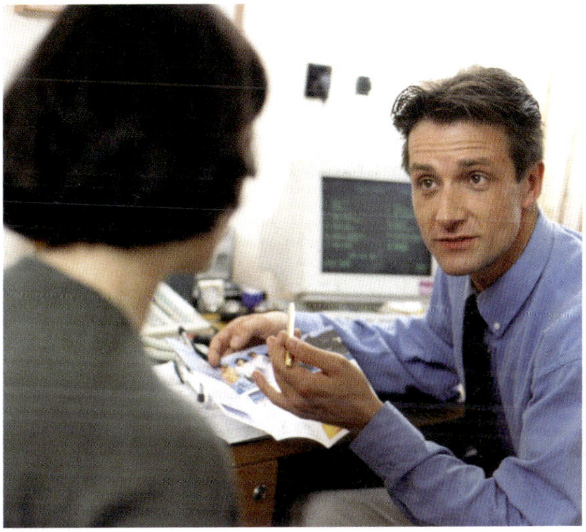

Comme lors de toute démarche préventive, la difficulté réside dans le fait de prendre des mesures alors que l'on ne ressent absolument aucun désagrément. Il y a urgence, non seulement à prescrire des médicaments mais aussi à mettre en place, aussitôt que possible, une stratégie diététique adéquate, dès que le diagnostic est posé : les microangiopathies progressent dès que la glycémie est trop élevée. Ceci dit, les complications liées aux microangiopathies ne sont pas les seules liées au diabète. Nous verrons par la suite qu'un diabète mal équilibré peut aussi favoriser la sclérose de plus gros vaisseaux sanguins : l'athérosclérose, maladie dégénérative des artères susceptible d'entraîner des complications cardiovasculaires redoutables, n'est pas spécifique du diabète mais est nettement plus fréquente chez le diabétique.

Lors d'un diabète mal équilibré, si les microangiopathies, les macroangiopathies et les atteintes neurologiques constituent des complications d'évolution lente, le diabétique peut également être confronté à des complications aiguës dues à l'hyperglycémie, l'acidose ou la déshydratation qui peuvent mener au coma.
Si la prévention est d'autant plus efficace qu'elle est précoce, il n'est jamais trop tard pour bien faire et, à n'importe quel stade de l'évolution, l'adoption d'un mode alimentaire bien compris, basé sur les notions d'index et de charge glycémiques, permettra d'endiguer au mieux la maladie.

Les glucides, c'est quoi ? B.A.- BA de nutrition

Tous les aliments sont constitués de macronutriments et de micronutriments. Ces derniers sont de très petites molécules dont certaines sont indispensables au bon fonctionnement de l'organisme. C'est le cas des vitamines et des sels minéraux essentiels (fer, calcium, magnésium, sélénium, zinc...).

Les macronutriments se divisent eux en trois catégories : les glucides (faussement appelés «sucres»), les graisses (ou lipides) et les protéines. Les macronutriments fournissent l'énergie, c'est-à-dire les calories nécessaires au fonctionnement des innombrables réactions chimiques dont notre organisme est le siège.

Glucides «simples» et «complexes»

Les glucides simples sont de petites molécules constituées d'une ou de deux entités. On les trouve dans :

- Le sucre (saccharose), lui-même constitué d'une entité de glucose et d'une autre de fructose ;
- Les fruits qui contiennent à la fois du saccharose, du glucose et du fructose.
- Le lait qui renferme du lactose, constitué d'une entité de glucose et d'une autre de galactose.

Les glucides complexes digestibles, appelés amidons, sont de plus grosses molécules constituées de plusieurs centaines d'entités de glucose et uniquement de glucose. On les trouve dans :

- Les produits préparés à base de farine
- Le riz qui se rattache aussi à la catégorie des céréales
- Les tubercules (purée, croquette, pomme dauphine, frite, chips...)
- Les «céréales» pour petit déjeuner
- Les légumineuses (haricot, lentille, fève, pois, pois chiche...)
- Certains fruits comme la banane, la pomme, la mangue...

Il existe également des glucides complexes que le système digestif humain ne peut pas assimiler et qu'on appelle communément «fibres».

Les aliments, des mélanges de nutriments

Ceci dit, il existe très peu d'aliments purs : le sucre de table (constitué exclusivement de saccharose) et les huiles (composées uniquement de triglycérides). Tous les autres aliments sont des mélanges de nutriments. La viande, par exemple, contient surtout des protéines mais aussi plus ou moins de graisse et de petites quantités de glucides. Le lait entier nous apporte des glucides, sous forme de lactose, des protéines mais aussi pas mal de graisses. Le pain et les féculents divers fournissent surtout des glucides sous forme d'amidons mais aussi des protéines en quantités non négligeables. Les légumes renferment un peu d'amidons mais aussi un peu de protéines et même d'infimes quantités de graisses, tout comme les fruits d'ailleurs qui, eux, sont des fournisseurs de fructose et de glucose mais contiennent aussi, comme nous venons de le voir, du saccharose, c'est-à-dire du vrai sucre.

Comment se transforment les macronutriments dans l'organisme ?

De la bouche à l'intestin notre système digestif transforme progressivement ces macronutriments en micronutriments grâce à l'action d'enzymes qui, comme des ciseaux, assurent leur découpage en molécules de plus en plus petites jusqu'à ce que celles-ci soient assimilables et puissent passer dans le sang.
Les protéines sont ainsi découpées en acides aminés.
Les triglycérides ou lipides de l'alimentation sont digérés par un mécanisme complexe. D'abord découpés en glycérol et acides gras, ils sont reconstitués ensuite en triglycérides.

Les glucides semblent, à première vue, constituer une catégorie d'aliments disparate : ils se présentent en effet sous des aspects et des goûts bien différents. Leur point commun est qu'ils sont tous constitués d'entités chimiques appartenant à une même famille :

- Les grosses molécules d'amidons sont découpées jusqu'au stade de petites molécules de glucose.
- Le sucre est réduit à l'état de glucose et de fructose.
- Le lactose du lait est découpé en glucose et en galactose.
- Le glucose et le fructose, entités élémentaires apportées par les fruits, sont assimilés tels quels.

Tous les glucides n'ont pas le même impact sur la glycémie

Jour et nuit, et même après une longue période de jeûne, du glucose circule dans le sang. Dans des conditions normales, une glycémie suffisante est assurée par des mécanismes complexes qui permettent d'alimenter en carburant des organes aussi essentiels que le cerveau, les reins et les globules rouges. Nous analyserons bientôt ces mécanismes de régulation et nous verrons aussi que les autres organes peuvent se contenter d'un autre carburant : les acides gras provenant des graisses.

La glycémie se mesure généralement en grammes de glucose par litre de sang. Normalement les valeurs fluctuent, en fonction des apports alimentaires, entre **0,7 et 1,8 g/l** (ces chiffres peuvent être largement supérieurs chez le diabétique en déséquilibre).

Dans le cadre d'une alimentation variée, le découpage des glucides par les enzymes digestifs transforme 80 à 90 % des glucides ingérés en entités élémentaires de glucose. Celui-ci passe alors dans le sang et entraîne une augmentation de la glycémie «ambiante». Quant au fructose et au galactose, ils sont tout simplement transformés en glucose par le foie.

Des distinctions dépassées

Jusqu'au milieu des années 1970, on croyait que tous les glucides avaient des effets similaires sur la glycémie. Les diététiciens utilisaient alors des **tables d'équivalence**. Par exemple, le fait qu'une petite pomme ou 75 g de riz cuit ou 100 g de pommes de terre ou 20 g de sucre ou encore une tranche de pain contiennent chacun à peu près 20 g de glucides rendait ces aliments interchangeables. On a également développé la notion de «**sucres lents**» et de «**sucres rapides**» selon le principe qui voudrait que les aliments riches en «sucres» rapides (le sucre lui-même et le «sucre» des fruits) entraînent une élévation rapide et brutale de la

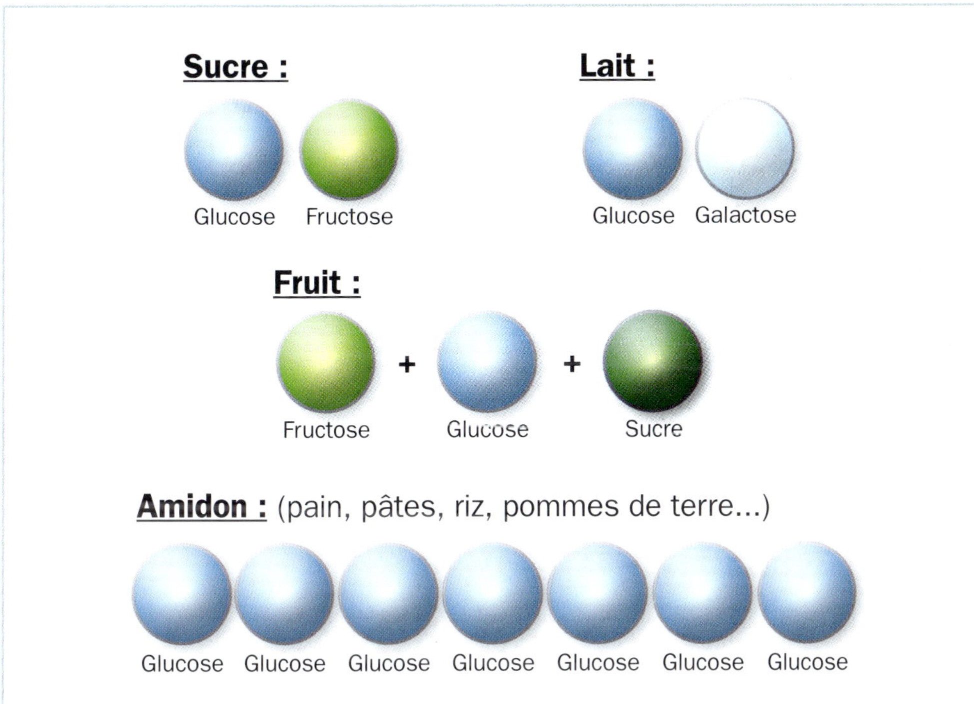

Composition des glucides. Les amidons sont exclusivement constitués de glucose : ils en contiennent donc 100 %. Le sucre courant, ou saccharose, en contient 50 % (et 50 % de fructose). Le lactose du lait en contient également 50 % (et 50 % de galactose).

glycémie alors que les «sucres lents», composés essentiellement d'amidons (pain, pâtes, riz, pommes de terre…), provoqueraient une élévation plus tardive, moins intense et plus prolongée du taux de glucose sanguin. C'est ainsi que les «sucres lents» ont acquis leur bonne réputation : ils ne feraient pas grossir et symbolisent par excellence l'alimentation idéale du sportif. Et ce qui est sportif est bon (nous voici à nouveau dans le domaine du discours court, progressiste et brillant). Nous avons déjà évoqué ces notions dans notre introduction et nous savons aujourd'hui qu'elles sont complètement fausses. Elles ont toutefois la dent dure et continuent à être véhiculées dans de nombreux articles et recommandations diététiques de tout acabit.

INDEX ET CHARGE GLYCÉMIQUES : UNE RÉVOLUTION DANS L'ALIMENTATION DU DIABÉTIQUE

En 1976 déjà, Crapo, un chercheur californien de l'université Stanford en Californie, a commencé à s'intéresser à l'élévation de la glycémie après la consommation de différents aliments de nature glucidique. À partir de ses travaux, David Jenkins et Tom Wolever, professeurs à la faculté de nutrition et métabolisme de l'université de Toronto, établissent en 1981 la notion d'index glycémique qui sera développée par Jennie Brand-Miller, professeur de nutrition humaine à l'université de Sydney en Australie.

Index glycémique (IG) : une notion fondamentale

L'index glycémique mesure la biodisponibilité du contenu glucidique d'un aliment, c'est-à-dire qu'il rend compte de la capacité d'un glucide à élever la glycémie. Cet index permet de considérer l'alimentation du diabétique de façon bien différente de celle qui prévaut aujourd'hui.

Si nous demandons à une personne non diabétique d'absorber, à jeun, une boisson contenant 50 g de glucose pur, nous pourrons constater par des analyses de sang successives que sa glycémie s'élève rapidement pour atteindre un sommet au bout d'une heure environ. Grâce à l'action de l'insuline, le taux de glucose sanguin redescendra lentement pour retrouver son niveau de base après trois heures et demie environ. On peut dès lors estimer l'élévation globale de la glycémie en l'inscrivant dans un triangle ABC et, sur papier millimétré, calculer la surface de ce triangle (base x hauteur/2). Ce triangle d'élévation glycémique obtenu après la prise de 50 g de glucose pur sert de référence pour un individu donné (non diabétique).

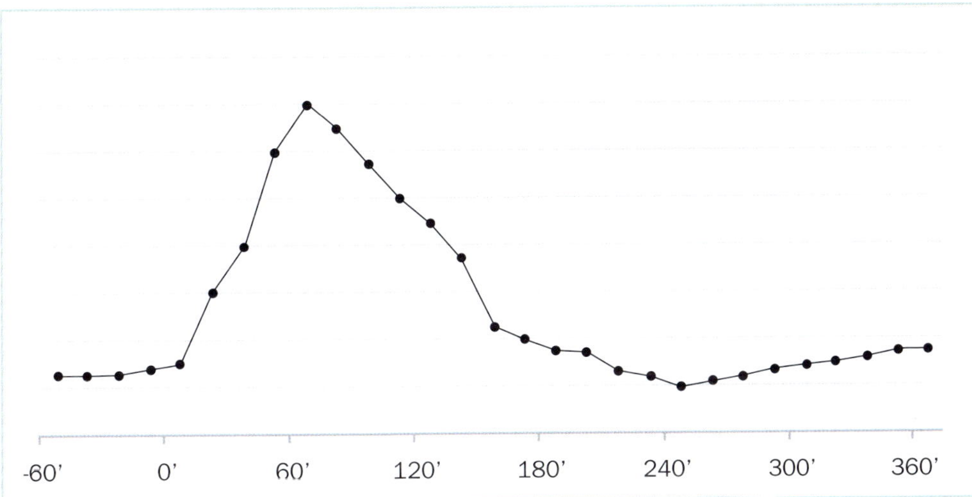

Élévation de la glycémie après la prise de 50 g de glucose chez une personne non diabétique. 50 g de glucose sont pris au temps zéro (0'). La glycémie s'élève et revient au niveau de base après plus ou moins 3 heures ½.

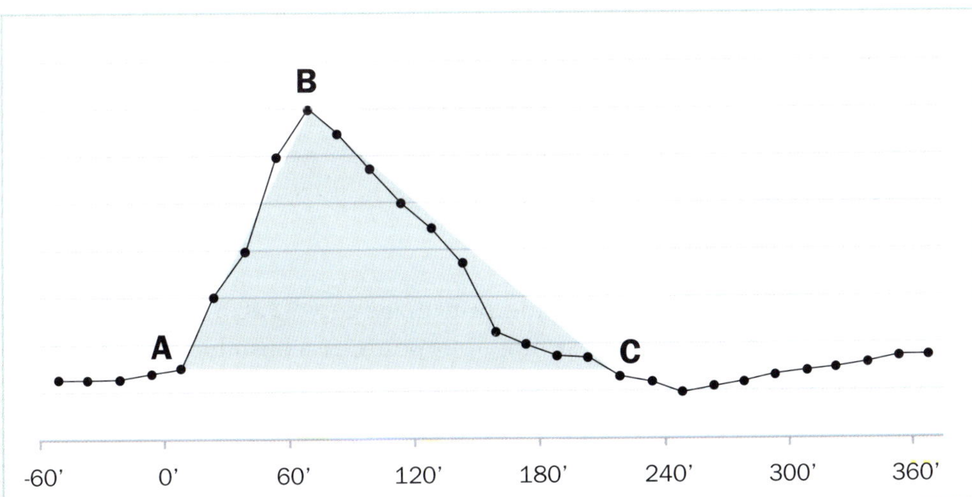

Inscription dans un triangle de l'élévation glycémique obtenue après la prise de 50 g de glucose chez une personne non diabétique. Le point A est déterminé par le début de l'élévation de la glycémie, le point B par le pic de glycémie et le point C par le moment du retour à la glycémie de départ.

Nous pouvons maintenant comparer à cette référence l'élévation glycémique produite chez le même individu par n'importe quel aliment contenant des glucides. Il faut néanmoins comparer ce qui est comparable. Étudions, par exemple, l'élévation glycémique obtenue après avoir mangé une certaine quantité de bananes. Nous disons bien une certaine quantité car il ne s'agit pas de comparer 50 g de glucose pur avec 50 g de bananes mais bien avec **50 g de glucides apportés par des bananes.** Il faut donc que nous connaissions au préalable quelle quantité de glucides les bananes contiennent. Qu'à cela ne tienne : une analyse nous permettra de savoir que le fruit en question contient 23 g par 100 g d'un mélange de glucides (saccharose, fructose, glucose et amidons). Pour notre test, nous devrons donc demander à notre cobaye de manger exactement 217 g de bananes qui apportent effectivement 50 g de glucides que nous allons comparer à l'effet produit sur la glycémie par 50 g de glucose pur. Dès lors, nous mesurons de la même manière, chez le même individu, l'élévation glycémique qui fait suite à ce repas. Nous obtenons alors un profil d'élévation glycémique caractéristique de la banane, nettement moins élevé que celui mis en évidence après l'absorption de glucose.

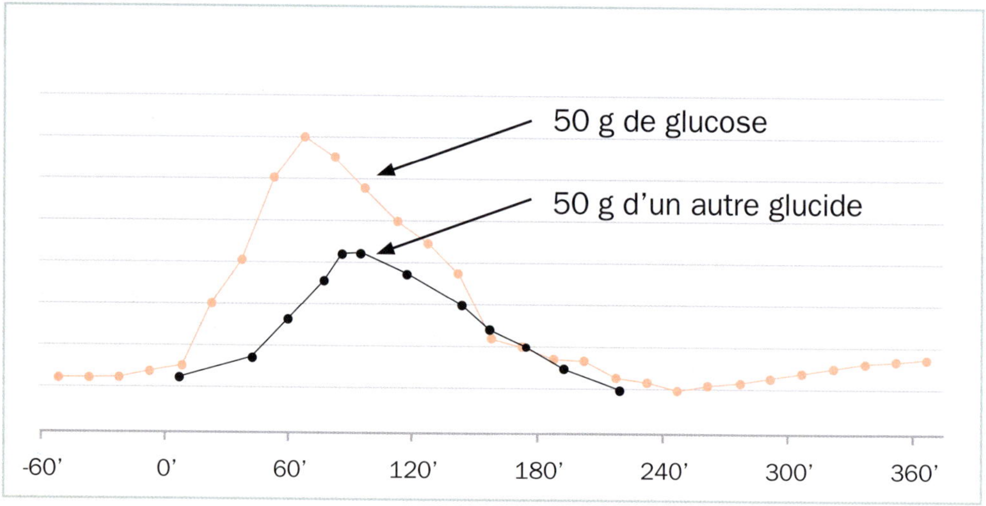

Élévation de la glycémie chez une personne non diabétique après la prise de 50 g de glucose et après la prise de 50 g d'un autre glucide (en l'occurrence la banane). La banane entraîne une élévation glycémique nettement inférieure à celle provoquée par le glucose pur.

La surface d'élévation glycémique obtenue après la prise de l'aliment étudié est également définie par un triangle dont on mesure la surface.

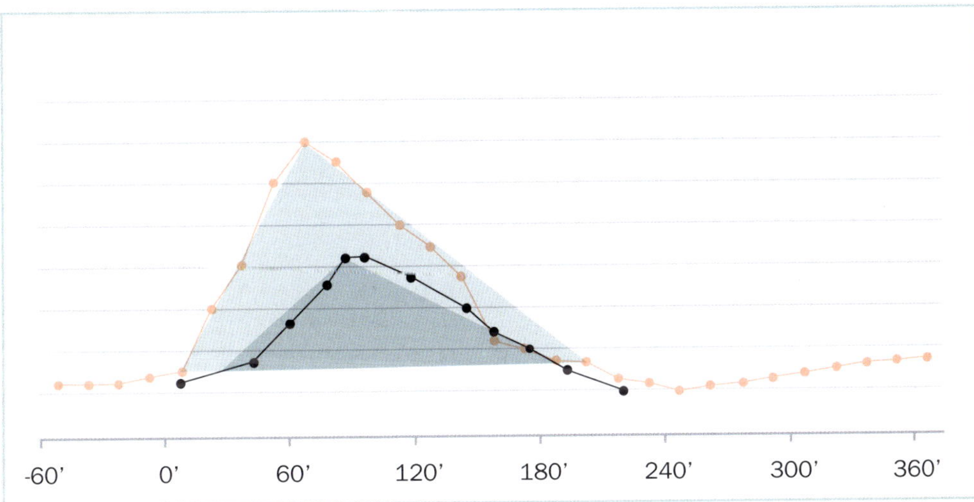

Comparaison des triangles d'élévation glycémique entre 50 g de glucose pur (pris comme référence) et 217 g de bananes qui apportent également 50 g de glucides

Il est maintenant facile de calculer que la surface du triangle d'élévation glycémique provoqué par la prise de 50 g de glucides, apportés par 217 g de bananes, équivaut à 52 % de celle résultant de la prise de 50 g de glucose pur pris comme référence.

L'index glycémique de la banane est donc de 52.

Rassurez-vous, tous ces calculs vous sont épargnés. Un travail de bénédictin a permis de déterminer les index glycémiques de plusieurs centaines d'aliments qui contiennent des glucides.

Les IG d'aliments courants

Voici quelques IG d'aliments parmi les plus courants.

On distingue:

- les index glycémiques faibles : inférieurs ou égaux à 55
- les index glycémiques moyens : compris entre 56 et 70
- les index glycémiques élevés : supérieurs à 70

Aliments à index glycémique élevé	**Index glycémique**	**Grammes d'aliments ou de boissons nécessaires pour fournir 50 g de glucides**
Glucose	100	50
Bière ordinaire à 5 °	100	1470
Céréales corn flakes type Fruit'n fibres®	95	66
Purée de pommes de terre mousseline	91	311
Pommes de terre bouillies	88	250
Pain blanc, pain de mie	85	91
Riz blanc, cuit	83	190
Céréales, riz soufflé type Rice Krispies®	82	62
Pain, baguette	78	87
Céréales corn flakes ordinaires	77	58
Gaufrette à la vanille	77	69
Riz complet, cuit	76	203
Gaufre nature	76	152
Pommes de terre frites	75	126
Pastèque	72	794
Aliments à index glycémique moyen		
Pain gris à la farine complète	70	94
Tarte aux pommes	68	147
Limonade (Coca Cola®, Fanta®...)	68	463
Sucre de table, saccharose	68	50
Croissant	67	109
Melon	67	610
Pizza, moyenne, viande et légumes	65	174
Pain au levain	65	96
Couscous (semoule) cuit	65	216
Mars® (barre chocolatée)	62	70

Aliments à index glycémique moyen	**Index glycémique**	**Grammes d'aliments ou de boissons nécessaires pour fournir 50 g de glucides**
Crème glacée, moyenne	61	224
Pain au chocolat	60	103
Riz basmati blanc, cuit	58	195
Pain de seigle foncé / Pumpernickel	58	105
Kiwi	58	340
Chips	57	118
Céréales corn flakes type Special K®	56	66
Confiture de fruits, moyenne	56	73
Aliments à index glycémique faible		
Raisin	53	291
Banane	52	219
Jus d'orange	52	481
Biscuit fourré au chocolat	52	70
Mandarine	52	376
Biscuit Petit Beurre®	51	73
Carotte cuite	49	610
Pâtes (spaghetti)	47	189 (73 si crues)
Gâteau, genre Savoie (moyenne)	46	88
Maïs doux, conserve	46	325
Pain complet aux céréales	43	108
Chocolat	43	84
Orange	42	400
Petits pois, conserve	41	588
Pâtes au blé complet, cuites	40	189
Haricots blancs, conserve	40	237
Fraise	40	649
Pomme	38	362
Poire	38	410
Lait entier	31	1 111
Lentilles	30	249
Yaourt aux fruits «light»	25	263
Pamplemousse	25	467
Yaourt nature	23	714
Légumes divers	15	600-1200

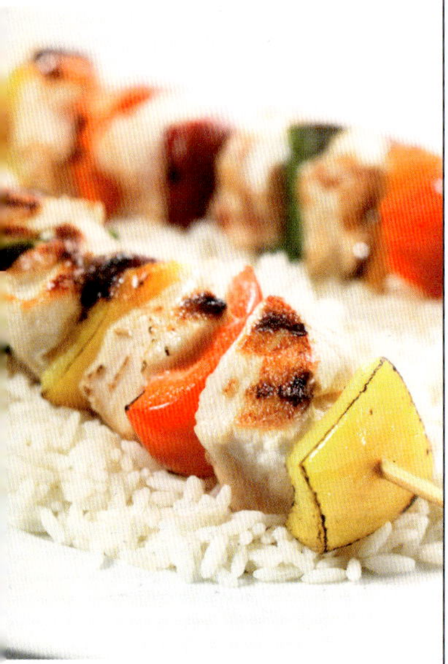

Des IG très variables

Revenons à une lecture attentive du tableau des IG des aliments courants. Elle permet de dégager quelques grandes lignes intéressantes.

• Pratiquement tous les légumes ont un IG bas et constituent une catégorie d'aliments que vous pouvez consommer presque sans modération. Ils sont en outre une source indispensable d'antioxydants dont nous envisagerons le grand intérêt chez le diabétique

• Également très riches en antioxydants, les fruits ont des IG variables : de faibles pour l'orange, la pomme ou la poire, ils sont moyens pour le kiwi et le melon et élevés pour la pastèque. Par la suite, nous relativiserons ces données en envisageant la notion de «charge glycémique» qui fait intervenir la quantité d'aliments consommés.

• Les différents types de pains ont des IG éminemment différents : de faibles pour un pain intégral aux céréales, ils passent à un niveau moyen pour un pain de seigle, relativement élevé pour un pain à la farine complète, et montent dans les hauts sommets des IG pour la baguette ou le pain de mie. Cette différence d'IG révèle l'inexactitude de la notion de «sucre lent» dont le pain est le prototype sans nuances. Notons, par comparaison, que l'IG du sucre de table, considéré habituellement comme un «sucre rapide», se situe à un niveau moyen.

• Les IG des céréales pour petit déjeuner sont également très variables : de 59 pour les flocons d'avoine, ils montent dans la catégorie des aliments à IG élevé pour les corn flakes ordinaires. Disons tout de suite que le petit déjeuner «idéal» constitué par des corn flakes et du jus d'orange n'est pas idéal du tout !
Une publicité récente vante en ces termes les vertus d'une marque de céréales : «Céréales Machin, pauvres en sucre : l'ABC de la nutrition». Avec ça, tout est dit ! Si ce n'est que «pauvre en sucres» n'empêche pas d'être riche en glucides à IG moyen, voire élevé et que, quand on donne des conseils nutritionnels, il ne faut pas se limiter aux trois premières lettres de l'alphabet !

• Outre le pain blanc, beaucoup de «féculents» courants, comme le riz blanc ou les pommes de terre, ont des IG élevés voire très élevés. Ils sont moyens pour le riz basmati ou bas pour les pâtes alimentaires. Attention toutefois : nous verrons par la suite que des spaghetti en grande quantité ne constituent pas une alimentation de choix pour le diabétique (ni d'ailleurs pour toute personne en excès pondéral).

• On pourra s'étonner de trouver des aliments comme le chocolat, les gâteaux, les biscuits et les chips dans la catégorie des aliments à IG bas : ce sont de «faux amis». Leur IG est bas mais ils contiennent parfois de grandes quantités de «mauvaises graisses» qui doivent, tout autant que les glucides à IG élevé, faire l'objet de la plus grande prudence.

Les tableaux d'IG ne constituent pas un listing de bons glucides à consommer sans compter et de mauvais glucides à fuir à tout prix. Ils doivent être nuancés en fonction des quantités consommées.

Ces grandes variations d'IG d'un aliment glucidique à l'autre s'expliquent par différents facteurs qui les influencent.

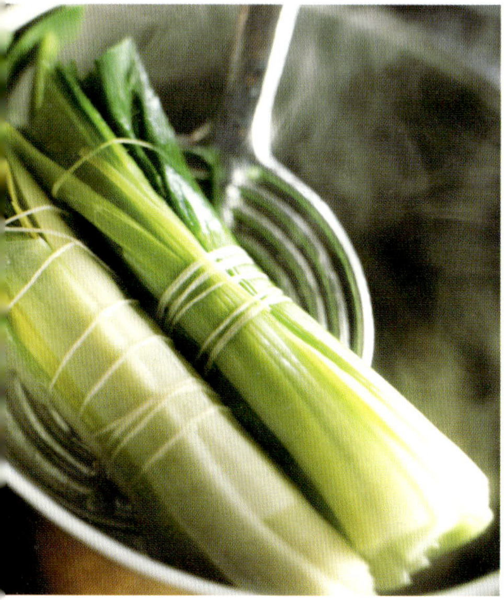

Qu'est-ce qui détermine l'IG d'un aliment ?

Les grandes disparités d'IG s'expliquent par la grande variété des aliments rattachés à la famille des glucides : quelle est la composition de leurs amidons, sont-ils consommés chauds ou froids, contiennent-ils des graisses, des protéines, des fibres, quel est leur degré de maturation s'il s'agit de fruits ou de légumes ou encore quelle est la taille des particules de farine utilisée pour préparer un pain ou des biscuits ?

La nature et la cuisson des amidons

La cuisson des amidons entraîne leur gonflement par hydratation au cours d'un processus appelé «gélatinisation» qui les rend nettement plus absorbables, leur digestion est facilitée et leur transformation rapide en glucose entraîne une élévation brutale et massive de la glycémie qui se traduira par un index glycémique élevé. Par exemple, les pommes de terre, pauvres en amylose, ont un index glycémique élevé (IG = 88) en regard de celui des lentilles (IG = 30).

Dans le même ordre d'idées, **la cuisson prolongée des amylacées** accentue le processus de gélatinisation : l'index glycémique de pâtes très cuites est sensiblement supérieur à celui des pâtes cuites «*al dente*». Inversement, la cuisson à la vapeur ou à l'étouffée provoque moins de gélatinisation que la cuisson à l'eau.

La maturité des fruits

Le degré de maturation joue également un rôle. En effet, certains fruits, comme la banane et la pomme, renferment des amidons qui se transforment progressivement en glucose avec un accroissement progressif de l'IG. Par exemple, celui d'une banane verte (40) peut monter progressivement à 65 pour une banane très mûre.

Pour la même raison, l'IG des pommes de terre nouvelles est inférieur à celui des pommes de terre conservées.

La teneur en graisses

La présence de graisses ralentit la digestion et diminue l'absorption du glucose. C'est la raison pour laquelle certains aliments glucidiques riches en graisses «cachées» sont caractérisés par des IG moyens (biscuits, croissants, barres chocolatées, chips…) voire bas (chocolat…) mais sont, comme nous l'avons déjà dit, de «faux amis» car nous verrons par la suite que certaines graisses ne font pas bon ménage avec le diabète.

La présence de fibres

D'autres éléments interviennent encore pour expliquer des valeurs d'IG très différentes pour des aliments qui paraissent semblables à première vue, notamment la présence de fibres, et surtout de fibres hydrosolubles qu'on trouve dans de nombreux fruits et légumes mais aussi dans certaines céréales. La présence de ce type de fibres entraîne une diminution de l'IG qui explique, par exemple, que les pains contenant de l'avoine ou du seigle ont un index glycémique inférieur à celui des pains les plus courants préparés à base de farine de blé.

Bien choisir son pain

On choisira de préférence **un pain intégral «multicéréales»** riche en fibres insolubles (la cellulose de ces fibres joue aussi un rôle favorable) et surtout hydrosolubles (donc contenant de l'avoine et du seigle), **meulé à l'ancienne et préparé au levain** plutôt qu'un pain blanc à base de blé (froment) à mouture fine et préparé avec une levure industrielle. La différence d'IG est considérable : aux environs de 65 pour le premier, il peut monter à 85 pour le second.

Ceci dit, certaines critiques ont été émises vis-à-vis des IG. Certaines sont justifiées, d'autres ne le sont pas du tout.

La charge glycémique : le nouvel outil diététique du diabétique

La qualité des glucides ne suffit pas à connaître l'élévation de la glycémie consécutive à l'ingestion d'aliments glucidiques, une notion complémentaire a été développée : la charge glycémique.

Faisons une expérience. Elle ressemble très fort au test qui a été utilisé pour déterminer l'IG des aliments. Prenons une personne le matin, à jeun. Prélevons-lui du sang et mesurons sa glycémie et son taux d'insuline. Demandons-lui alors d'avaler une boisson contenant exactement 35 g de glucose (c'est très écœurant). Comme notre cobaye pèse 70 kg, cette «charge» de glucose pur représente donc pour lui un apport de 0,5 gramme de glucose par kilo de poids corporel.

Continuons à mesurer sa glycémie et son insuline par des prises de sang successives. La glycémie monte régulièrement suite au passage du glucose dans le sang, pour atteindre un pic après plus ou moins une heure. Grâce à l'action de l'insuline que notre sujet test s'est mis à libérer dès la montée de sa glycémie, celle-ci descend progressivement et revient lentement au point de départ.

Cette régulation du taux de glucose sanguin, grâce à l'action de l'insuline, a pris en tout un peu plus de trois heures. Le lendemain matin, sollicitons à nouveau notre cobaye et réalisons le même test, mais cette fois avec une ration double : 70 g de glucose, soit 1 gramme par kilo de poids corporel. Surprise : la glycémie de notre ami monte à peine plus haut et redescend à peu près à la même vitesse que la veille alors que la quantité de glucose consommée est double (voir figure ci-après). Que s'est-il passé ? Notre cobaye n'est pas diabétique : il a contrôlé sa glycémie en libérant beaucoup plus d'insuline (voir figure ci-après). Le niveau de celle-ci a pratiquement doublé lorsqu'il a avalé ses 70 g de glucose.

Cette expérience ouvre de nouveaux horizons dans la manière d'appréhender l'alimentation du diabétique. Notamment avec cette question : si le sujet test de notre expérience a réagi à une charge de glucides importante par une sécrétion massive d'insuline qui lui a permis de juguler sa glycémie, le diabétique pourrait-il se défendre aussi efficacement ?

Nous avons déjà évoqué le fait que le diabétique de type 1 ne dispose pas d'assez d'insuline alors que le diabétique de type 2 présente un problème d'ouverture des portes qui permettent l'évacuation du glucose. Pour bien comprendre ces notions, faisons appel, de façon imagée, à quelques éléments de métabolisme.

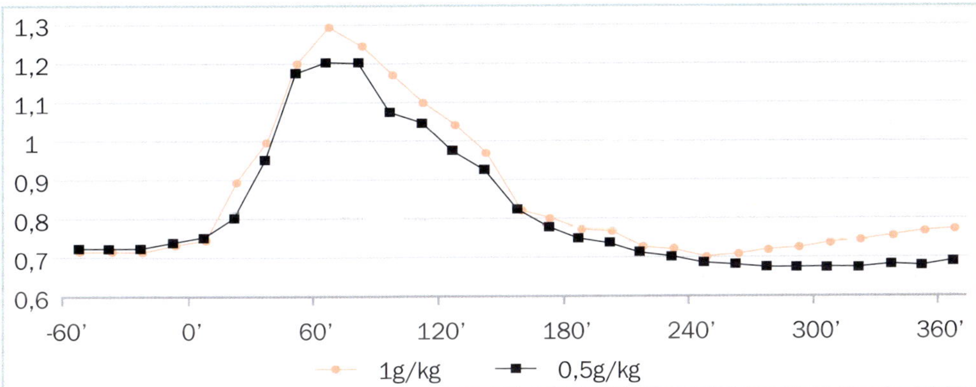

Après la prise de 1 g de glucose par kilo de poids corporel, l'élévation de la glycémie chez une personne non diabétique est pratiquement la même qu'après la prise de ladite quantité réduite de moitié. Source : J. Schmitz et J.-L. Bresson

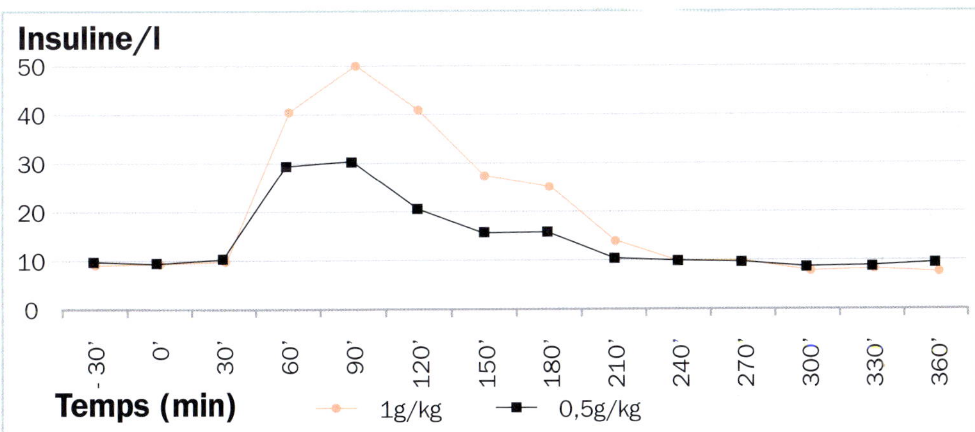

L'élévation du niveau d'insuline dans le sang est pratiquement doublée après la prise de 1 g de glucose par kilo de poids corporel par rapport à la prise de 0,5 g.
Source : J. Schmitz et J.-L. Bresson

Les compartiments de l'organisme

La personne non diabétique se défend d'une charge en glucose importante en libérant, en compensation, de grandes quantités d'insuline. S'il surveille de très près ses glucotests, le diabétique de type 1, quant à lui, devra s'injecter d'autant plus d'insuline que la charge en glucose est importante pour maintenir une glycémie à peu près normale.

Le diabétique de type 2 n'arrivera pas à ouvrir suffisamment les portes d'évacuation, même en libérant parfois des quantités d'insuline énormes lorsque la charge en glucose est massive : les charnières de ses portes résistent à l'ouverture. Ce terme de «charge du glucose» ou de «charge glycémique» est particulièrement bien choisi : nous pouvons la comparer à une charge de fantassins et de cavaliers ! Les fantassins sont les aliments glucidiques à IG bas ou moyens. Les cavaliers sont les aliments à IG élevé. Ils attaquent votre territoire, c'est-à-dire votre glycémie, elle-même défendue par l'insuline. Si vous êtes diabétique de type 1, vous avez la possibilité de moduler vos moyens de défense en variant vos doses d'insuline. Si vous êtes diabétique de type 2, tout dépend de l'efficacité de votre insuline personnelle sur l'ouverture des portes de sortie.

«Chargez !»

Vous voilà sur la défensive. Tout dépend de vos moyens de réaction. Si une poignée de fantassins à IG bas ou modéré attaquent, vos moyens de défense vous permettront probablement de faire face à l'assaut et votre glycémie ne sera guère affectée. Même chose s'il ne s'agit que de quelques cavaliers à IG élevé. La situation est plus dangereuse si la charge de cavalerie devient plus importante et, même si les cavaliers à IG élevé n'interviennent pas, vous pouvez être mis en difficulté par une charge massive de fantassins. Que dire alors si vous êtes confronté à un assaut de cavaliers et de fantassins qui arrivent en nombre ? Cette

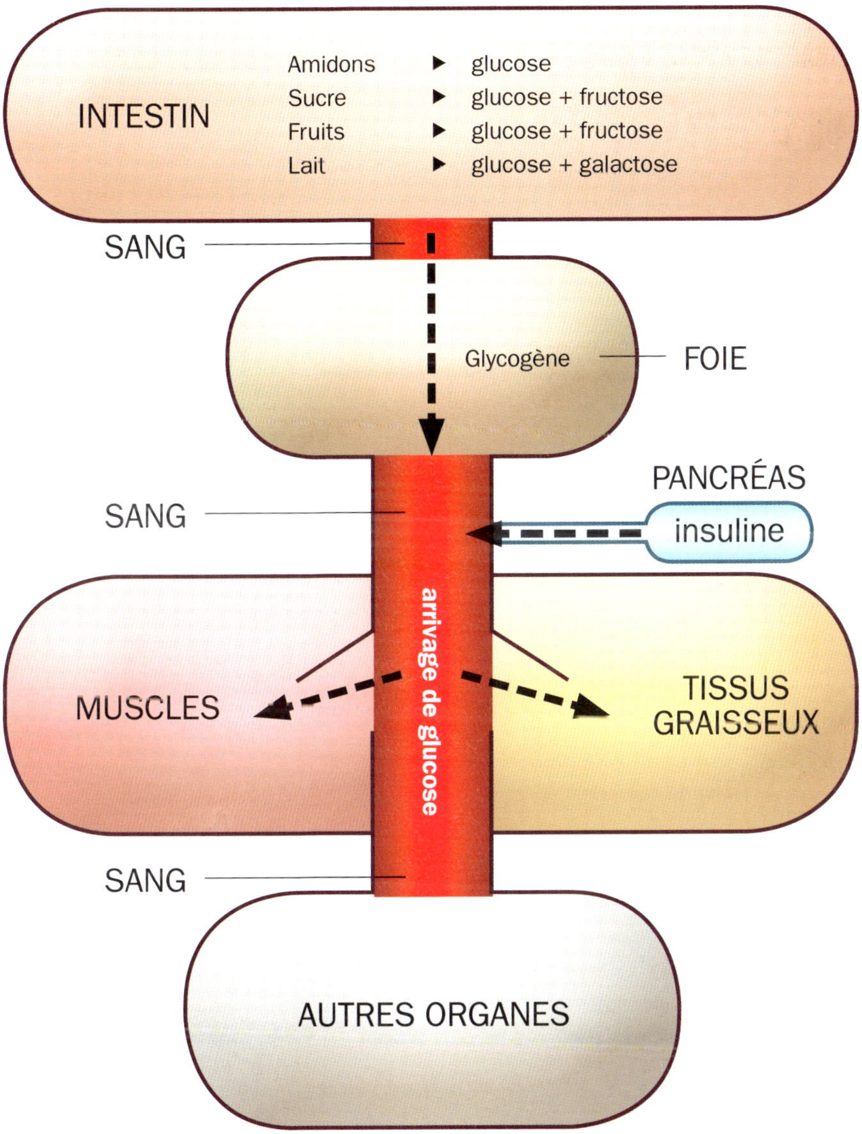

Après digestion du sucre et des amidons, le glucose est absorbé par la paroi intestinale et passe dans le sang. Une partie du glucose est retenue au niveau du foie. Le reste passe dans la circulation générale : la glycémie s'élève. Le pancréas réagit en libérant de l'insuline.

métaphore vous permettra de comprendre que la charge en glucose, comparable à un assaut, ne dépend pas que de l'IG de l'aliment fournisseur de glucose mais aussi des quantités d'aliments consommées : la quantité de fantassins et de cavaliers joue un rôle majeur.

Répétons, une fois encore, que l'alimentation optimale du diabétique ne peut donc se satisfaire du seul conseil qui consisterait à éviter de façon draconienne les aliments à index glycémique élevé et à consommer sans compter ceux dont l'index glycémique est bas.

Le bon choix des aliments du diabétique doit à la fois tenir compte de la qualité de l'aliment glucidique (représentée par son index glycémique) mais tout autant des quantités d'aliments consommées.

C'est à la suite de ce raisonnement qu'un nouvel outil a été conçu, en 1997, par une équipe de chercheurs de l'université de Harvard (Massachusetts), à partir des index glycémiques. On l'appelle «charge glycémique» (CG). Elle permet de déterminer la vigueur de l'assaut donné par les cavaliers et les fantassins.

La charge glycémique, qu'est-ce que c'est ?

La charge glycémique (CG) est un outil formidable qui permet au diabétique de prévoir l'élévation de sa glycémie (et donc de mieux contrôler celle-ci) en fonction des aliments glucidiques qu'il consomme et de la quantité de ceux-ci. Pas d'interdit. Juste la recherche d'une charge glycémique pas trop importante.

La CG, non plus d'un aliment glucidique donné mais bien d'une portion de cet aliment, est calculée en multipliant l'IG de l'aliment (exprimé en %) par la quantité de glucides contenue dans la portion :

$$CG = \frac{\text{IG de l'aliment X quantité de glucide de la portion}}{100}$$

Ne brandissez pas vos calculettes : comme pour les IG, l'essentiel du travail est déjà fait !

La lecture du tableau à la fin du livre donne les charges glycémiques de rations d'aliments dont nous avons déjà vu les index glycémiques. Ici la différence réside dans le fait que nous envisageons des portions habituellement consommées et non plus les rations utilisées lors de l'établissement des IG.

On distingue:
- les charges glycémiques faibles : inférieures ou égales à 10
- les charges glycémiques moyennes : comprises entre 10 et 19
- les charges glycémiques élevées : supérieures à 19

Aliments	**Portion** en g d'aliment
Pizza, moyenne, viande et légumes (400 g)	400
Frites (1/2 assiette = 250 g)	250
Pain, baguette (1/2 baguette de 220 g = 110 g)	110
Pain blanc, pain de mie (3 tranches = 105 g)	105
Pâtes (spaghetti), cuites (1 portion de 350 g = 140 g, crus)	350
Riz blanc, cuit (200 g)	200
Tarte aux pommes (1 portion de 180 g)	180
Pain gris à la farine complète (3 tranches = 105 g)	105
Riz complet, cuit (200 g)	200
Pâtes (spaghetti) au blé complet, cuites (1 portion de 350 g)	350
Céréales corn flakes type Fruit'n fibres® (1 bol de 50 g)	50
Pain au levain (3 tranches =105 g)	105
Pommes de terre bouillies (200 g)	200
Céréales, riz soufflé type Rice Krispies® (1 bol de 50 g)	50
Céréales corn flakes ordinaires (1 bol de 50 g, sans lait)	50
Gaufre nature (1 pièce = 125 g)	125
Couscous, cuit (200 g)	200
Riz basmati blanc, cuit (200 g)	200
Purée de pommes de terre (200 g)	200
Pain de seigle foncé / Pumpernickel (105 g)	105
Gâteau, genre Savoie, moyenne (1 portion de 100 g)	100
Mars® (barre chocolatée = 58 g)	58
Coca Cola® (1 cannette de 33 cl)	330
Pain au chocolat (75 g)	75
Céréales corn flakes type Special K® (1 bol de 50 g)	50
Pain complet aux céréales (3 tranches = 105 g)	105
Bière «spéciale» type «abbaye» (1 verre de 33 cl)	330
Biscuit fourré au chocolat (2 Choco Prince® = 50 g)	50
Croissant (1 pièce = 60 g)	60
Raisin (1 grappe de 200 g)	200
Biscuit Petit Beurre® (3 pièces = 51 g)	51

Teneur en glucides pour 100 g d'aliment	**IG**	**Charge glycémique** de la portion considérée	**Charge glycémique** par gramme d'aliment
28,8	65	**74,9**	0,187
39,8	75	**74,6**	0,299
57,4	78	**49,2**	0,448
55	85	**49,1**	0,468
28,3	47	**46,6**	0,133
26,3	83	**43,7**	0,218
34	68	**41,6**	0,231
53	70	**39,0**	0,371
24,6	76	**37,4**	0,187
26,5	40	**37,1**	0,106
75,6	95	**35,9**	0,718
51,9	65	**35,4**	0,337
20	88	**35,2**	0,176
81	82	**33,2**	0,664
86,2	77	**33,2**	0,664
32,9	76	**31,3**	0,250
23,2	65	**30,2**	0,151
25,6	58	**29,7**	0,148
16,1	91	**29,3**	0,147
47,5	58	**28,9**	0,276
57	46	**26,2**	0,262
71,7	62	**25,8**	0,445
10,7	68	**24,0**	0,073
48,6	60	**21,9**	0,292
75,5	56	**21,1**	0,423
46,4	43	**20,9**	0,200
5,7	100	**18,8**	0.057
71,6	52	**18,6**	0,372
45,8	67	**18,4**	0,307
17,2	53	**18,2**	0,091
68,9	51	**17,9**	0,351

Aliments	**Portion** en g d'aliment
Haricots blancs, conserve (200 g)	200
Jus de raisin (200 ml)	200
Crème glacée, moyenne (3 boules = 120 g)	120
Confiture de fruits, moyenne (2 c.à s. rases = 40 g)	40
Banane (1 pièce = 120 g)	120
Sirop de grenadine / menthe : 1 verre (30 g de sirop)	30
Lentilles (200 g)	200
Pastèque (250 g)	250
Jus d'orange (200 ml)	200
Jus de pamplemousse (200 ml)	200
Grany, barre dure (30 g)	30
Pomme (200 g)	200
Sucre de table, saccharose (3 morceaux = 15 g)	15
Barre énergétique au chocolat (plus ou moins 30 g)	30
Bière ordinaire à 5° (1 verre de 25 cl)	250
Melon (1/4 de melon = 150 g)	150
Petits pois, conserve (200 g)	200
Carotte cuite (200 g)	200
Kiwi (90 g)	90
Orange (1 pièce = 140 g)	140
Chips (1 petit sachet de 30 g)	30
Maïs doux, conserve (1 portion de 100 g)	100
Chocolat (1/2 barre de 50 g = 25 g)	25
Yaourt aux fruits allégé (1 portion de 125 g)	125
Poire (120 g)	120
Fraises (1 portion de 150 g)	150
Pamplemousse (1/2 pamplemousse de 250 g = 125 g)	125
Lait entier (200 ml)	200
Yaourt nature (1 portion de 125 g)	125
Légumes variés (200 g)	200

Charge glycémique de quelques portions courantes d'aliments glucidiques. Un calcul très simple permet d'obtenir la charge glycémique de n'importe quelle portion d'aliment en multi-

Teneur en glucides pour 100 g d'aliment	**IG**	**Charge glycémique** de la portion considérée	**Charge glycémique** par gramme d'aliment
21,1	40	**16,9**	0,084
15	55	**16,5**	0,083
22,3	61	**16,3**	0,136
68,9	56	**15,4**	0,386
22,8	52	**14,2**	0,119
66,6	70	**14,0**	0,466
20,1	30	**12,1**	0,060
6,3	72	**11,3**	0,045
10,4	52	**10,8**	0,054
11,1	48	**10,7**	0,053
64,4	55	**10,6**	0,354
13,8	38	**10,5**	0,052
100	68	**10,2**	0,680
71,7	43	**9,2**	0,308
3,4	100	**8,5**	0.034
8,2	67	**8,2**	0,055
9,8	41	**8,0**	0,040
8,2	49	**8,0**	0,040
14,7	58	**7,7**	0,085
12,5	42	**7,4**	0,053
42,4	57	**7,3**	0,242
15,4	46	**7,1**	0,071
59,6	43	**6,4**	0,256
19	25	**5,9**	0,048
12,2	38	**5,6**	0,046
7,7	40	**4,6**	0,031
10,7	25	**3,3**	0,027
4,5	31	**2,8**	0,014
7	23	**2,0**	0,016
3,7	15	**1,1**	0,006

pliant le poids de celle-ci, exprimé en grammes, par le chiffre de la dernière colonne.

La charge glycémique nuance l'IG

Comme nous l'avons fait pour les IG, quelques constatations s'imposent.

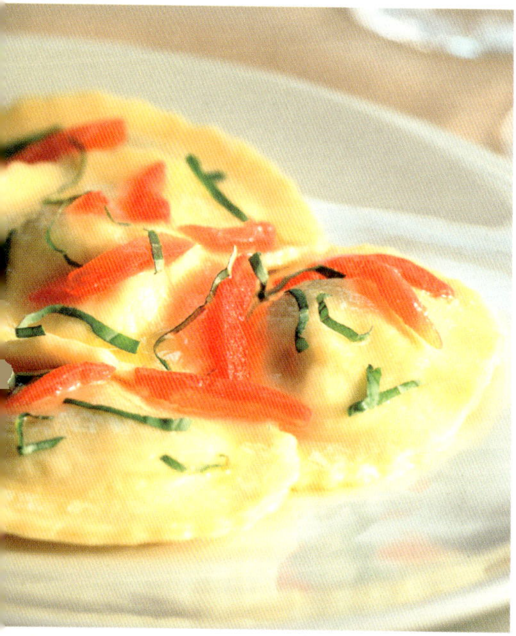

• En tête de liste et médaille d'or de la plus forte charge glycémique : la pizza. C'est pourtant un aliment à index glycémique moyen mais le pizzaïolo confectionne ses pizzas à partir d'une boule de pâte de plus de 150 g qui équivaut pratiquement à cinq tranches de pain blanc. C'est lourd une pizza. C'est lourd comme la charge d'une brigade entière de cavaliers ! La pizza doit-elle pour autant être interdite au diabétique ? Bien sûr que non puisque la charge glycémique est proportionnelle à la quantité d'aliment que vous mangez. Dès lors, la charge glycémique d'un quart de pizza (environ 19) sera très raisonnable par rapport à celle d'une pizza entière (environ 75).

• Dans le quintette de tête nous découvrons les pâtes, aliments à index glycémique faible. Mais le calcul de la CG nous rappelle que l'IG des spaghetti est établi pour moins de 190 g de pâtes (soit à peu près 75 g si elles sont pesées avant la cuisson). La portion que nous envisageons dans notre tableau correspond à une assiettée classique : 350 g de pâtes cuites, soit 140 g de pâtes crues. Elle nous donne une charge glycémique élevée… multipliée par deux si vous vous en servez une seconde, convaincu que vous êtes de consommer un «sucre lent» à IG faible ! Une fois encore, les pâtes doivent-elles être déconseillées au diabétique ? Non, bien sûr, puisque des pâtes consommées en accompagnement d'un plat principal (par exemple, 40 g de pâtes, pesées crues, qui nous donnent à peu près

100 g après cuisson) n'amènent qu'une charge glycémique (plus ou moins 13) tout au plus comparable à la charge d'une poignée de fantassins.

• Parmi les féculents traditionnels, on notera qu'une portion moyenne de pommes de terre constitue une CG bien plus élevée qu'une même ration des légumineuses malheureusement un peu oubliées dans nos assiettes. À titre d'exemple, 200 g de pommes de terre ont une CG deux fois supérieure à celle d'une même quantité de haricots blancs et trois fois supérieure à la même portion de lentilles.

Une portion courante de riz blanc représente une CG encore plus importante que celle d'une même quantité de pommes de terre. Par contre, la CG du riz basmati est moitié moindre du fait d'une teneur en amylose plus importante.

• La CG des pains correspond parfaitement à leurs index glycémiques différents : pour une même portion, les pains préparés à base de farine blanche de blé ont une charge glycémique bien plus élevée que celle d'un pain complet aux céréales (dont de l'avoine).

• Les fruits et les jus de fruits entraînent une CG relativement basse. Attention tout de même au cumul : une grappe de raisin d'un quart de kilo et un grand verre de jus d'orange atteignent une CG de 33, proche de celle de 200 g de pommes de terre : l'utilisation des CG amène bien des surprises !

• Tous les légumes ont une CG basse pour des portions courantes, même ceux qui, comme les petits pois, contiennent un peu plus de glucides ou ceux qui, telle la carotte, ont un IG plus élevé que les autres.

• Les limonades sucrées de toutes sortes constituent des CG moyennes mais celles-ci ne sont données que pour une seule cannette.

À vos calculettes !

L'alimentation du diabétique vue sous l'angle pratique sera abordée dans la partie 3. Rien ne vous empêche toutefois de mesurer dès à présent la charge glycémique de tel ou tel aliment glucidique.

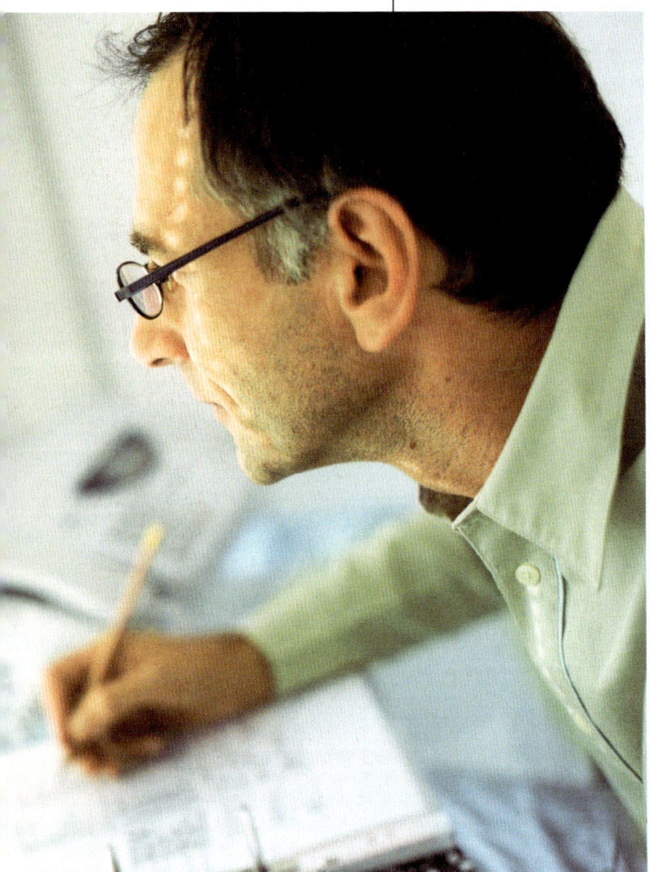

Cette fois, munissez-vous de votre calculette et d'une balance de ménage. Pesez n'importe quel aliment glucidique et multipliez son poids en grammes par le chiffre correspondant de la dernière colonne du tableau 10... et le tour est joué (voir aussi le tableau complet de la composition d'aliments page 202). Par exemple, la charge glycémique d'un morceau de sucre de 5 g est de 5 x 0,680 = 3,4. Cette valeur nous permet de dire, comme nous l'avons vu dans l'introduction, que la CG d'une grappe de raisin de 250 g est 7 fois supérieure à la CG de ce morceau de sucre, celle d'un bol de 50 g de corn flakes au miel, 9 fois, celle de 200 g de pommes de terre bouillies : 10 fois, celle d'une demi-baguette, 14 fois, etc.

Lorsque vous mangez une assiette de 400 g de pâtes (pesées cuites), celle-ci peut potentiellement provoquer une élévation de votre glycémie 15 fois plus importante que celle faisant suite à la prise d'un morceau de sucre !

En fin d'ouvrage vous trouverez non seulement les CG de portions d'aliments mais également leur «équivalent sucre» qui permet de se rendre compte de façon plus pragmatique de ce que représente leur CG (voir tables et abaques n°3).

Jouez avec les chiffres !

Ceci dit, attirons une fois encore l'attention sur le fait que les tableaux de CG, comme ceux des IG, ne concernent que les glucides et que vous n'y trouverez aucune matière grasse, aucune viande, aucun poisson ni aucun fromage. Vous n'y trouverez pas non plus les œufs. Tous ces aliments ne contiennent pas ou pratiquement pas de glucides et n'élèvent donc pas la glycémie, comme nous l'avons déjà évoqué en parlant des IG.

Toutefois, l'alimentation du diabétique ne se limite pas au contrôle de la glycémie. Repartons à la découverte de quelques notions de métabolisme.

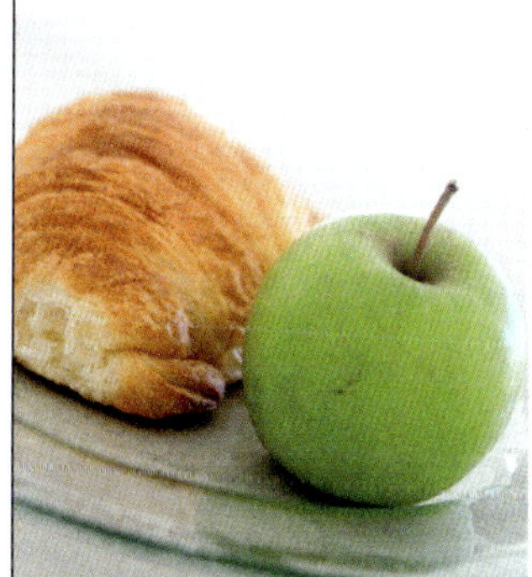

Dès à présent, vous pouvez mesurer l'importance de l'élévation glycémique qui peut se produire dans votre sang en pesant n'importe quel aliment contenant des glucides et en multipliant son poids en grammes par la charge glycémique d'un gramme de cet aliment : cette fois, la calculette peut être utile ! Il existe également des logiciels qui permettent d'encoder n'importe quel aliment consommé et de calculer automatiquement la charge glycémique journalière ou celle d'un repas.

L'énergie provient aussi des graisses

Contrairement aux cellules du cerveau, du rein et aux globules rouges qui n'utilisent habituellement que le glucose comme carburant, la majorité des dix mille milliards de cellules qui constituent notre organisme peuvent utiliser non seulement du glucose mais aussi des graisses (ou plus exactement des acides gras) pour satisfaire leurs besoins énergétiques.

Stockage et déstockage

Les acides gras sont stockés dans les cellules graisseuses sous forme de triglycérides au cours d'un processus qui s'appelle «**lipogenèse**». L'utilisation des apports alimentaires en triglycérides ainsi que la gestion des stocks sont fortement dépendants de l'insuline. En dehors des repas et la nuit le pancréas n'est pas stimulé par un arrivage de glucose et peu d'insuline circule dans le sang. Les cellules graisseuses, ou adipocytes, libèrent alors des acides gras qui passent dans la circulation sanguine. Cette réaction s'appelle «**lipolyse**». Les acides gras ainsi libérés assurent la fourniture d'une bonne partie du carburant nécessaire à nos cellules.

Le transport des triglycérides

Contrairement aux acides gras les triglycérides ne sont pas solubles dans l'eau et ne peuvent donc pas être libérés tels quels dans le sang : ils y sont véhiculés par un moyen de transport ingénieux que nous pouvons comparer à une compagnie d'autobus. Ceux-ci, également fabriqués par le foie, sont constitués d'une carrosserie de protéines qui permet aux triglycérides d'être transportés en milieu aqueux. Ces autobus portent le nom de VLDL[16]. Outre les triglycérides, ils prennent également en charge le cholestérol synthétisé par le foie[17]. Au fur et à mesure de leur parcours dans la circulation sanguine, les autobus VLDL se libèrent de leur cholestérol et de leurs triglycérides. Ces derniers sont dégradés en acides gras utilisés comme carburants par les cellules. Délestés d'une partie de leur contenu de triglycérides et de cholestérol, les autobus VLDL changent progressivement d'aspect. Ils deviennent des LDL[18] qui, tout en continuant leur travail de livraison, s'en retournent au foie pour y être recyclés. Le foie fabrique également d'autres véhicules appelés HDL[19], sortes de camions éboueurs dont le rôle est de récupérer le cholestérol déposé en excès pour le ramener au foie.

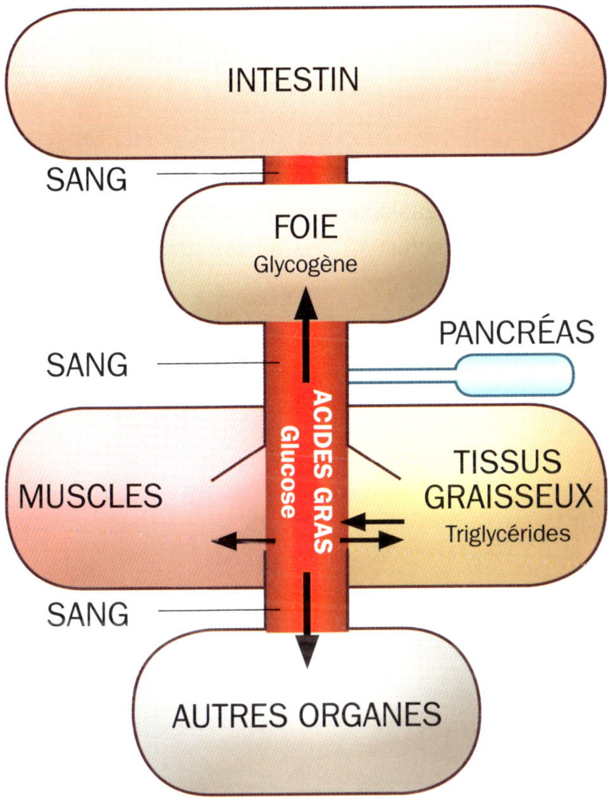

En permanence, deux carburants sont mis à disposition des cellules de l'organisme : le glucose et les acides gras. Après un repas, le glucose est utilisé préférentiellement. À l'inverse, loin des repas, les acides gras constituent un carburant de choix pour la majorité des cellules.

En résumé, loin des repas et même pendant de nombreux jours sans apport alimentaire l'organisme «brûle» ses stocks. Il utilise plus d'acides gras comme carburant (libérés à partir des réserves de triglycérides stockés dans les adipocytes du tissu graisseux et à partir des triglycérides provenant du foie) et moins de glucose (qui continue néanmoins à être libéré grâce aux réserves de glycogène contenues dans le foie et au glucose «manufacturé» par le foie à partir de matériel non glucidique).
Les stocks de glycogène situés au niveau des muscles , pourtant plus importants, sont essentiellement utilisés comme réserve d'énergie locale et ne sont indirectement mis à la disposition de l'organisme entier que quand le foie ne peut plus libérer suffisamment de glucose à partir de ses propres réserves.

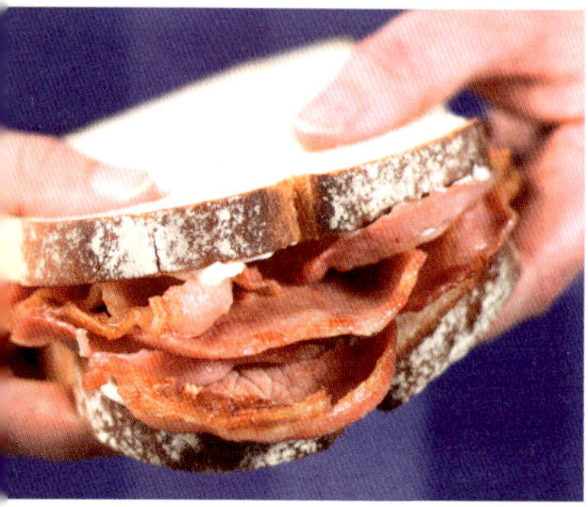

Comment l'insuline intervient après la digestion

«Garçon, un sandwich jambon-beurre !»
Manger. Digérer.

La digestion du pain

Les amidons de notre pain sont rapidement découpés en glucose par des enzymes. Le glucose passe dans le sang et arrive au foie qui en retient une partie. Le reste s'échappe dans la circulation sanguine générale. La glycémie s'élève rapidement. Le pancréas est stimulé ; il réagit en libérant immédiatement de l'insuline dans le torrent circulatoire. Celle-ci se répand rapidement dans tout l'organisme.

«Attention», crie l'insuline, «voici du glucose ! La glycémie ne doit pas monter trop haut ! Évacuons vite ce glucose en excès».

L'insuline ouvre les portes du compartiment musculaire pour y laisser pénétrer une partie du glucose dans le but de faire baisser la glycémie. Parallèlement, comme elles disposent de plus de glucose, les cellules de l'organisme entier se mettent à utiliser celui-ci plutôt que les acides gras. Cette utilisation préférentielle du glucose concourt également à la diminution de la glycémie.

«Fermons aussi les robinets de distribution du glucose !» ordonne l'insuline au foie afin de diminuer fortement la fabrication de glucose et sa libération.

«Pas de gaspillage de glucose !» intime l'insuline au foie et aux muscles afin qu'ils profitent de l'arrivage de glucose pour reconstituer des stocks en fabriquant du glycogène.

Si les réserves en glycogène sont complètes (rappelons qu'elles ne représentent que quelques dizaines de grammes au niveau du foie et quelques centaines de grammes au niveau des muscles) le glucose en excès peut être transformé en triglycérides au niveau des cellules graisseuses et participer ainsi à la fabrication de graisses de réserve.

La digestion des graisses : encore l'insuline !

La digestion de la graisse du beurre et du jambon de notre sandwich est un peu plus lente mais aboutit à l'extraction de leurs triglycérides. Ces derniers ne peuvent pas passer tels quels dans le sang puisqu'ils ne sont pas solubles dans un milieu aqueux. Qu'à cela ne tienne, l'intestin leur fabrique rapidement des véhicules de transport semblables aux autobus de protéines synthétisés par le foie. Les triglycérides y embarquent en même temps que le cholestérol présent dans le beurre et dans le jambon. Ces nouveaux autobus, appelés «chylomicrons», passent d'abord dans la circulation lymphatique puis dans le sang. Ils parcourent alors toute la circulation sanguine et, comme les autobus LDL, libèrent au fur et à mesure de leur périple leur contenu en triglycérides et en cholestérol. Finalement ils s'en retournent au foie où ils sont recyclés. L'insuline est évidemment toujours présente, et même plus que jamais.

«Voici encore du matériel. Pas de gaspillage, faisons des réserves !»

L'insuline cravache les adipocytes du tissu graisseux.

«Au boulot ! Fabriquez de la graisse de réserve à partir de ces beaux triglycérides qui nous viennent de ce magnifique jambon et de ce bon beurre ! Et puis cessez de libérer des acides gras à partir des stocks puisqu'en voilà toute une livraison sous forme de triglycérides !»

Le stockage de graisse dans les cellules graisseuses s'accentue alors par le phénomène de lipogenèse tandis que la libération d'acides gras par lipolyse à partir des stocks est fortement freinée. L'insuline interpelle à nouveau le foie :

«Diminue ta fabrication d'autobus VLDL. Pas la peine d'en mettre autant en circulation puisque les autobus-chylomicrons sont là pour apporter des triglycérides et du cholestérol !»

La circulation de VLDL et de LDL est donc réduite.

Les multiples effets de l'insuline concourent non seulement à abaisser la glycémie mais également à diminuer la quantité de particules graisseuses et de cholestérol circulant dans le sang et à stimuler le stockage de graisses de réserve.

COMMENT RÉUSSIR À ÉQUILIBRER PARFAITEMENT SON DIABÈTE

Déterminez votre charge glycémique journalière optimale

Les besoins énergétiques (exprimés en kcal) de chacun sont éminemment variables. Dans ce domaine, comme dans bien d'autres, l'égalité n'est pas de mise : les besoins caloriques varient essentiellement en fonction du sexe, de l'âge, de la taille et du niveau d'activité physique.

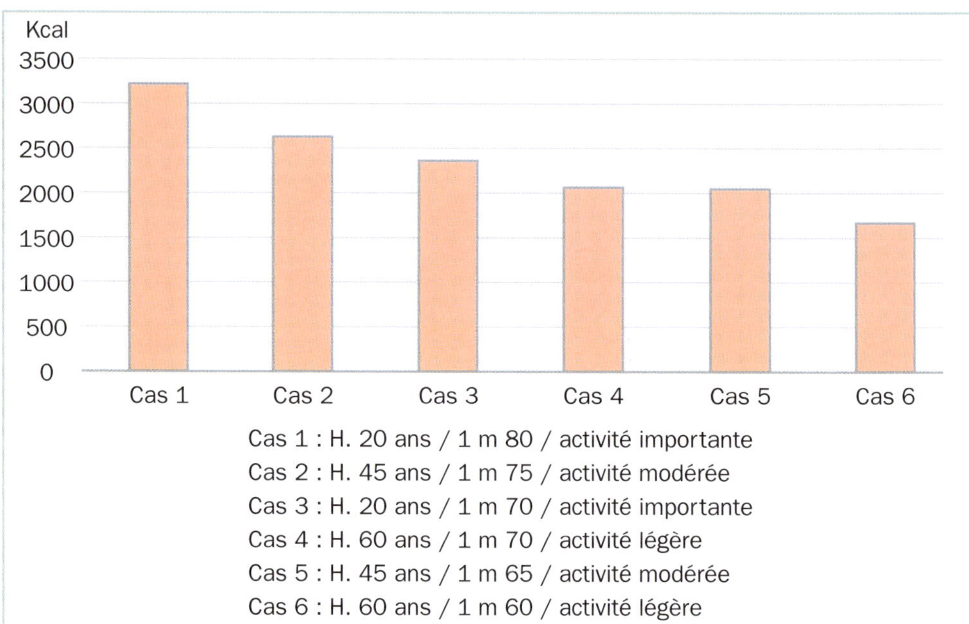

Besoins caloriques journaliers en fonction du sexe, de l'âge, de la taille et du niveau d'activité physique.

Déterminez votre niveau d'activité physique

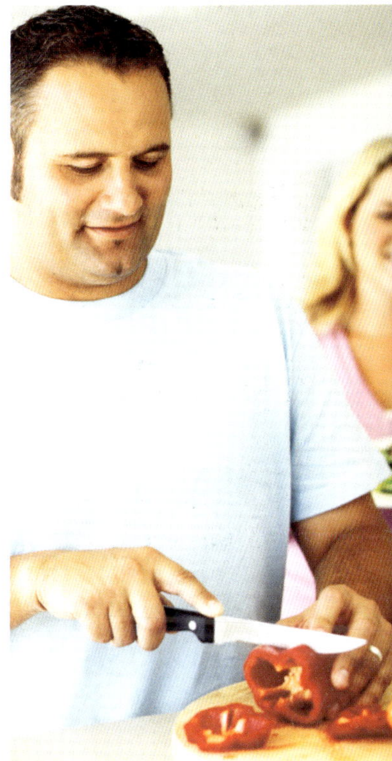

L'activité physique faible concerne les personnes qui marchent peu, occupent une position assise la majorité du temps et dont les dépenses se limitent à quelques tâches professionnelles ou ménagères physiquement peu exigeantes.
L'activité modérée peut être définie par ce niveau d'activité faible complété par au moins une demi-heure de marche journalière ou d'une activité sportive quelconque.
L'activité importante est celle d'un travailleur dont le métier exige de porter régulièrement des charges lourdes ou d'une personne qui marche plusieurs heures par jour.
L'activité physique très importante ne concerne que des travailleurs de force ou des sportifs qui consacrent plusieurs heures par jour à l'entraînement.
Cette classification, un peu subjective, vous permettra néanmoins de vous orienter.

Déterminez vos besoins caloriques

En fonction des paramètres envisagés, la consultation en fin d'ouvrage de l'abaque 1 (si vous êtes un homme) et de l'abaque 2 (si vous êtes une dame) vous permettra d'estimer vos besoins caloriques.
Consultez la table d'abaques 1 (si vous êtes un homme) et la table d'abaques 2 (si vous êtes une dame) de façon à déterminer votre charge glycémique optimale totale pour une journée.
Nous verrons par la suite que cette CG totale doit idéalement être répartie aussi harmonieusement que possible dans le courant de la journée.
Les valeurs que vous obtenez doivent toutefois être revues à la baisse si votre poids est excessif.

La charge glycémique optimale du diabétique dépend des besoins énergétiques et est donc éminemment variable d'une personne à l'autre

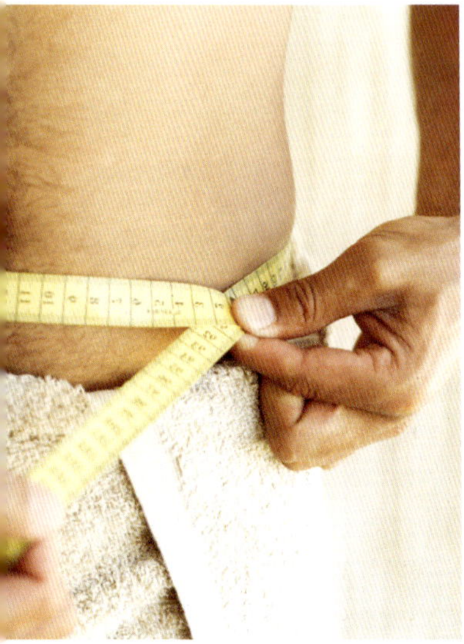

Que faire en cas d'excès de poids ?

La surcharge pondérale est habituellement définie par rapport au calcul du BMI (Body Mass Index) ou IMC (indice de masse corporelle).

L'IMC ne tient pas compte, il est vrai, de variations individuelles liées à une masse musculaire supérieure aux normes ce qui, il faut le dire, ne concerne qu'une fraction assez négligeable des personnes en surcharge pondérale.

$$\text{IMC} = \frac{\text{Poids (en kg)}}{\text{Taille}^2 \text{ (en m, cm)}}$$

A titre d'exemple, pour une taille de 1 mètre 75 et un poids de 85 kg :

Taille, au carré = 1,75 x 1,75 = 3,0625

IMC = 85 / 3,0625 = **27,7**

Calculez votre IMC en divisant votre poids (exprimé en kilos) par votre taille (exprimée en mètres) exposée au carré suivant l'exemple présenté.

Testé à grande échelle, l'IMC le plus favorable pour la santé se situe entre 19 et 25. En deçà et surtout au-delà de ces chiffres, il est étroitement corrélé à des pathologies multiples, dont le diabète de type 2.

La fourchette de poids idéal déterminé par l'IMC est très large. À titre d'exemple, pour un homme de 1,75 m, elle se situe entre 58 et 76,5 kg.

Vous trouverez dans les abaques 1 (homme) et 2 (dames) votre fourchette de poids idéal, en fonction de votre taille, pour un IMC minimal de 19 et maximal de 25.

Pour déterminer votre charge glycémique optimale si votre poids correspond à un IMC supérieur à 25 ou 26, utilisez la colonne «CG réduite si excès de poids».

Comment répartir sa charge glycémique ?

L'idée de fractionnement des repas est intéressante pour répartir la charge glycémique journalière. Mais fractionner un repas, c'est manger un demi-steak à midi et un demi-steak à seize heures. Manger un steak entier à midi et un gâteau dans l'après-midi, c'est ajouter un gâteau ! Les collations qui viennent en supplément des repas principaux sont inutiles. Un véritable fractionnement des repas peut, au contraire, s'avérer intéressant dans la mesure où il permet un étalement optimal de la charge glycémique et un écrêtement des pics de glycémie qui peuvent faire suite à des repas dont la CG est élevée ou relativement élevée.

La CG journalière sera donc répartie entre les trois repas principaux traditionnels, eux-mêmes éventuellement scindés de façon à proposer un apport glucidique aussi étalé que possible. La plupart du temps, cet étalement n'est pas indispensable chez le diabétique de type 2.

La situation peut être plus délicate dans le cadre d'un diabète insulinodépendant car les doses d'insuline injectées ne sont pas toujours parfaitement ajustées à des situations parfois imprévues. C'est ainsi qu'un retard dans la prise d'un repas, la consommation occasionnelle de boissons alcoolisées ou un exercice physique relativement intense peuvent entraîner une hypoglycémie qui doit être immédiatement compensée par la prise de sucre. Nous n'apprenons rien au diabétique de type 1, rompu à la gestion de ces situations particulières. Rappelons néanmoins, une fois encore, que l'adoption, par le diabétique de type 1, d'une alimentation dont la charge glycémique est moins élevée nécessite impérativement un suivi médical de façon à revoir ses doses d'insuline à la baisse.

À titre d'exemple

Une femme âgée de 35 ans, moyennement active, qui mesure 1,65 m et pèse 52 kg devra viser une charge glycémique journalière de l'ordre de 114 tandis que pour une femme du même âge, de même taille mais qui, elle, pèse 65 kg, la charge glycémique optimale sera de 86.

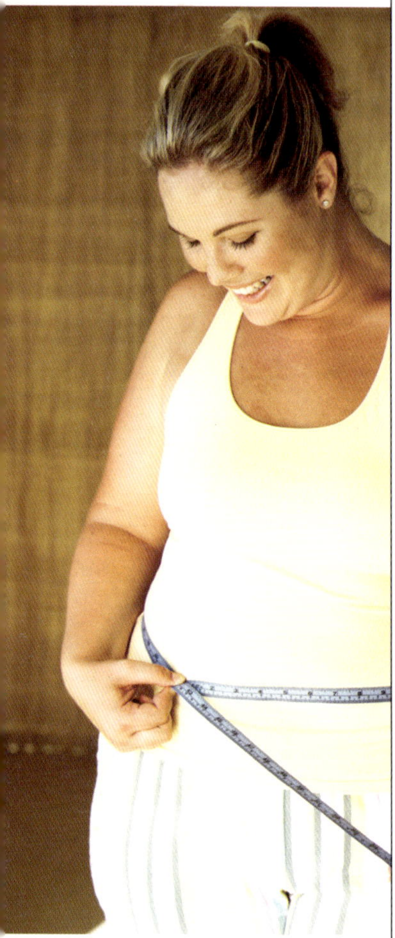

Quand il faut perdre quelques kilos...

On l'a vu, excès de poids et diabète sont liés. L'excès de poids favorise l'apparition du diabète de type 2 puis l'entretient. D'où l'importance de perdre les kilos en excès.

Différents stades de surcharge pondérale sont définis par rapport à l'IMC :

- IMC> 25 et ≤ 30 : excès pondéral
- IMC > 30 et ≤ 35 : obésité de grade I
- IMC > 35 et ≤ 40 : obésité de grade II
- IMC > 40 : obésité (morbide) de grade III

La simple mesure du tour de taille (mesuré au niveau du nombril) est également significative. Elle donne en effet une bonne représentation de l'importance des réserves graisseuses localisées au niveau abdominal et viscéral, c'est-à-dire de la surcharge pondérale «de type pomme», particulièrement liée au développement du diabète de type 2.
Un tour de taille supérieur à 94 cm chez l'homme et à 80 cm chez la femme constitue un critère simple d'évaluation du risque lié aux complications du diabétique en surpoids.
Par ailleurs, on a pu déterminer qu'un tour de taille excessif est corrélé avec un risque de diabète cinq fois plus important.

Il est donc impératif de «dégorger» le tissu graisseux de ses triglycérides excédentaires. Il est nécessaire de perdre du poids de manière à rompre le cercle vicieux «diabète-insulinorésistance-diabète».

Les causes de l'excès de poids

Un ouvrage entier serait nécessaire pour appréhender les causes et les mesures à mettre en œuvre dans le cadre d'une surcharge pondérale.
Rappelons quelques points essentiels.

• De **nombreux gènes de l'obésité** ont été mis en évidence ; dans l'énorme majorité des cas, plusieurs gènes siégeant sur des chromosomes différents peuvent être en cause. Néanmoins, la génétique est bien en peine d'expliquer à elle seule la pandémie d'obésité observée actuellement et on parlera plutôt d'une prédisposition non égalitaire aux effets de la consommation d'une alimentation inadéquate, le plus souvent associée à une sédentarité croissante.

• Le **manque d'activité physique** est certainement la cause majeure, non liée à l'alimentation, de l'excès pondéral.
On note un parallèle significatif entre les pays où la prévalence de l'excès pondéral est la plus importante et ceux où l'activité physique de tous les jours tend le plus à disparaître. C'est ce type d'activité physique quotidienne qui fait de plus en plus défaut. Le seuil minimal recommandé, en dehors d'une profession où les efforts physiques sont intenses, est de trente minutes par jour d'activité régulière et raisonnable (marche rapide, jogging modéré, natation, vélo...) au moins cinq fois par semaine.

• La **combinaison d'apports caloriques excessifs et d'une alimentation riche en glucides** constitue le cocktail idéal pour entraîner un stockage de graisses dans nos adipocytes : l'insuline, sécrétée suite à la prise d'aliments glucidiques, stimule la lipogenèse et freine la lipolyse. Dans un autre ordre d'idées, le concept de «fractionnement des repas» a abouti à des comportements alimentaires inadéquats, souvent entretenus par des conseils diététiques qui prônent la prise de «collations». Ce concept très répandu a donné lieu à des dérives. En fait, on ne fractionne pas les repas : on en rajoute, au point que les collations, le plus souvent à base glucidique, mais souvent aussi riches en graisses «cachées», peuvent constituer jusqu'à 50 % de l'apport calorique total.

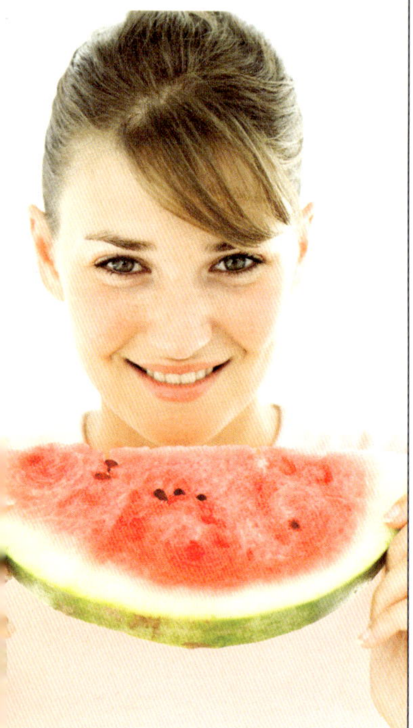

Devenez inoxydable !

L'oxygène, substance indispensable à la vie, peut, dans certaines circonstances, présenter un danger par la formation d'espèces oxygénées actives appelées aussi radicaux libres. Les effets néfastes de l'oxygène hors de l'organisme sont bien connus : lorsque par exemple vous abandonnez un morceau de fer à l'extérieur, la combinaison de l'oxygène et du milieu humide ne tarde pas à le corroder. Et comme disait Prévert : «on a beau avoir une santé de fer, on finit toujours par rouiller».

Les radicaux libres sont des molécules instables qui, lorsqu'elles sont produites en quantités excessives, sont susceptibles d'induire des dégâts cellulaires irréversibles. Les radicaux libres agissent par inactivation de protéines, cassures d'ADN, oxydation des lipides présents dans les enveloppes de chacune de nos dix mille milliards de cellules et dans les membranes des mitochondries.

Heureusement, notre organisme est pourvu de moyens de défense qui neutralisent en très grande partie les radicaux libres. On les appelle des antioxydants. Vous en fabriquez certains (comme la superoxyde dismutase et la glutathion peroxydase qui sont des enzymes), d'autres sont apportés par l'alimentation : la vitamine E (huiles, fruits secs...), le sélénium (poissons, crustacés, œufs, viande...), la vitamine C (poivrons, kiwis, agrumes...), les carotènes (carottes, tomates...), les polyphénols (fruits et légumes divers, vin rouge, thé...), etc.

Lorsque la neutralisation des radicaux libres par les antioxydants devient insuffisante, on parle de stress oxydant.
Une situation de stress oxydant peut se développer avec l'âge, l'exposition aux radiations ionisantes (exposition importante au soleil, radioactivité naturelle ou artificielle), la pollution, le contact avec certains pesticides ou solvants, l'amiante, la consommation de tabac et d'alcool, la prise de certains médicaments, la pratique intensive du sport… et le diabète.

Pour lutter contre le stress oxydant, il faut apporter à l'organisme les antioxydants qui lui manquent, c'est-à-dire leur donner une large place dans l'alimentation.

En cas de diabète, une alimentation riche en antioxydants est absolument essentielle de façon à juguler trois processus :

- L'auto-oxydation du glucose qui participe à l'endommagement des petites artères et des artérioles dans le cadre des microangiopathies.
- L'oxydation du LDL cholestérol qui circule souvent en excès
- L'insulinorésistance : des travaux récents ont montré une amélioration de ce phénomène grâce à une supplémentation en antioxydants

Les antioxydants agissent en synergie, c'est-à-dire qu'ils s'appuient les uns sur les autres pour exercer leurs effets. Aucune catégorie d'aliments ne contient à elle seule tous les antioxydants nécessaires et seule une alimentation très variée est capable de vous fournir les milliers de substances dont votre organisme a absolument besoin pour maintenir aussi longtemps que possible une bonne santé. Ceci est, du reste, valable pour tout le monde, indépendamment d'un diabète et, à titre d'exemple d'efficacité, on a pu montrer que la consommation journalière de fruits et de légumes variés réduisait de 20 à 30 % la fréquence de tous les cancers. Ce sont des aliments absolument incontournables.

Faites le bon choix des matières grasses

De nombreuses études ont démontré que les acides gras que nous consommons ont des influences extrêmement importantes sur notre santé. Ils peuvent notamment favoriser les maladies cardiovasculaires ou, au contraire, nous en protéger. S'il est vrai que toutes les graisses sont de gros fournisseurs de calories, elles ne sont pas toutes à mettre dans le même panier comme on le fait trop souvent !

Les graisses de nos aliments

Nous avons vu que les matières grasses de notre alimentation sont essentiellement des triglycérides constitués d'une molécule de glycérol porteuse de trois acides gras. Ceux-ci sont eux-mêmes de trois types : saturés, monoinsaturés ou polyinsaturés. Tout corps gras comestible renferme les trois types d'acides gras mais en proportions variables suivant les graisses.

Aliments	% acides gras saturés	% acides gras polyin-saturés	% acides gras polyin-saturés
Beurre	61,3	34,9	3,8
Huile de palme	52,0	38,0	10,0
Saindoux (graisse de porc)	49,9	40,0	10,1
Huile de poisson	31,1	42,4	26,5
Graisse d'oie	28,7	60,5	10,9
Huile d'arachide	21,0	54,0	25,0
Huile de maïs	17,0	29,0	54,0
Huile de soja	17,0	21,0	62,0
Huile d'olive	15,0	75,0	10,0
Huile de tournesol	13,0	22,0	65,0
Huile de colza	9,0	60,0	31,0
Huile de noix	11,0	18,0	71,0

Composition des principales graisses en acides gras

L'athérosclérose : ami diabétique, attention !

La sclérose des artères, connue sous le nom scientifique d'athérosclérose, est intimement liée à la quantité de cholestérol qui circule dans notre sang. Le cholestérol n'est pourtant pas un poison mais, au contraire, une substance indispensable à la vie. Il intervient dans la synthèse de certaines hormones (notamment les hormones sexuelles), dans la composition des membranes qui entourent et délimitent chacune des 10 000 milliards de cellules qui composent notre organisme et est également nécessaire à la synthèse de la bile. Différentes mesures diététiques peu contraignantes peuvent être mises en place pour diminuer les risques d'athérosclérose : limitez les graisses saturées dont l'effet est toxique et consommez plutôt des matières grasses riches en acides gras monoinsaturés (oméga-9) et polyinsaturés, en particulier de type oméga-3.

Le danger des graisses saturées

Le tableau noir de la sclérose artérielle peut se produire chez n'importe qui mais sa fréquence est plus importante chez le diabétique en déséquilibre dans la mesure où les autobus de cholestérol LDL risquent d'être plus nombreux. De plus, en cas d'obésité abdominale, de nombreux acides gras saturés s'échappent des réserves et viennent perturber les emplacements de parking qui permettent le recyclage des autobus LDL au niveau du foie. Pour un diabétique, il est donc impératif de réduire les apports en acides gras saturés de façon à assurer un bon recyclage des véhicules transporteurs de cholestérol.

Principaux aliments fournisseurs d'acides gras saturés (AGS)

Les tables de composition d'aliments sont souvent trompeuses dans la mesure où les portions sont habituellement ramenées à 100 g. C'est ainsi que le beurre, la crème et la plupart des fromages sont les champions des fournisseurs d'acides gras saturés. Comme toujours dans le domaine de la nutrition, ces données doivent être relativisées en fonction des portions habituellement consommées. Quelques écarts occasionnels ne portent pas à conséquence pour autant que les apports quotidiens en acides gras saturés ne dépassent pas la plupart du temps 25 à 30 g : pâtisseries, viennoiseries, viandes grasses (agneau, lard, saucisse de porc, canard, entrecôte de bœuf), pommes frites et chips doivent être consommés avec parcimonie, ne doivent pas être cumulés au sein d'une même journée ni faire partie du quotidien. Au moins, le mieux !

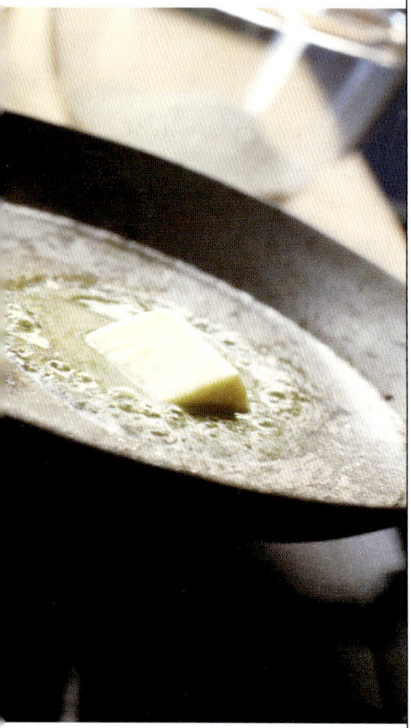

L'oxydation des graisses et leur résistance la cuisson

Plus une matière grasse est riche en acides gras polyinsaturés, plus elle est sensible à l'oxydation par l'air, la lumière et l'élévation thermique. À l'inverse, c'est la richesse d'une matière grasse en acides gras saturés et, dans une moindre mesure, en monoinsaturés qui lui confère ses capacités de résistance à haute température.

Les graisses les plus résistantes à l'élévation thermique, c'est-à-dire les graisses riches en acides gras saturés, sont donc celles qui risquent le plus d'endommager indirectement nos artères par le processus d'athérosclérose : dilemme ! Dès lors, quelles sont les mesures à prendre pour conserver au mieux nos matières grasses et quelles sont celles les mieux adaptées à la cuisson ?

Il est impératif de conserver les matières grasses, en particulier celles riches en acides gras polyinsaturés, au frais, à l'abri de l'air et de la lumière (ce qui est loin d'être le cas des huiles, exposées la plupart du temps dans des bouteilles transparentes). L'huile d'olive contient de la chlorophylle qui la rend particulièrement sensible à la lumière. Elle doit impérativement être conservée à l'obscurité.

Par ailleurs, l'élévation des graisses à haute température (au-delà de 180 °C), particulièrement les graisses riches en polyinsaturés, entraîne la formation de composés potentiellement cancérigènes : cétones, alcanes hydrocarbures saturés, lactones, dérivés cycliques aromatiques...

De leurs pourcentages respectifs en saturés (les plus résistants), monoinsaturés (assez résistants) et polyinsaturés (peu résistants), on pourra déduire que les matières grasses les plus adaptées à l'élévation thermique sont, dans l'ordre : le beurre, la graisse d'oie, l'huile d'olive et l'huile d'arachide. Le beurre est le corps gras courant le plus résistant à la lipoperoxydation par la chaleur... mais il est très riche en graisses saturées.
Ce même procédé entraîne d'autre part la production d'acides gras «trans», sortes d'acides gras parasites encore plus toxiques pour nos artères que les acides gras saturés. La majorité des margarines courantes en contiennent peu mais des margarines de seconde zone, utilisées pour la préparation de produits alimentaires industriels, peuvent en contenir des quantités importantes (certains biscuits, gaufres, chips...).
On peut également s'étonner de voir certaines margarines de cuisson contenir plus de 60 % d'acides gras polyinsaturés : ces produits présentent-ils une garantie suffisante de résistance thermique ?

Le meilleur compromis pour la cuisson des aliments est l'utilisation d'huile d'olive, d'huile d'arachide ou de graisse d'oie. Mais l'utilisation de matières grasses cuites à haute température est toujours à déconseiller et les graisses et les huiles fumantes ne sont pas comestibles.

Les graisses utilisées pour les fritures, exposées à une température de 180 °C, parfois davantage, et laissées à l'air dans la friteuse pendant de longues périodes sont souvent très lipoperoxydées après quatre ou cinq utilisations.

En-dessous de 180 °C par contre, on peut considérer que la résistance des huiles de tournesol, de soja, de maïs et de colza est équivalente et que ces huiles, si elles peuvent être chauffées, ne conviennent pas au rissolage d'aliments à la poêle.
L'huile de noix ne convient que pour des préparations froides.

Consommez des monoinsaturés et des oméga-3

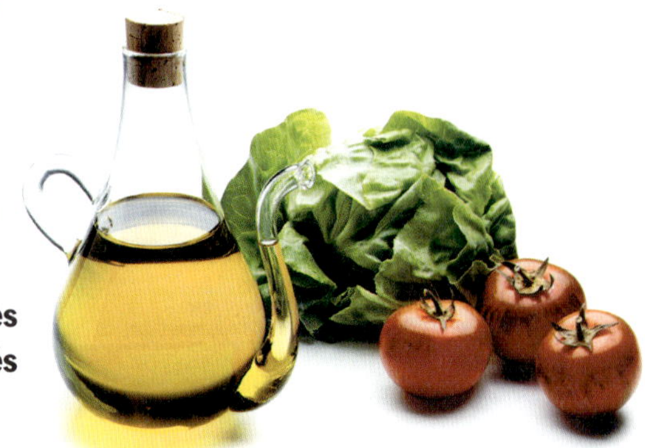

Contrairement aux graisses saturées, les acides gras monoinsaturés et polyinsaturés sont bardés (sans jeu de mots) de vertus protectrices.

Les acides gras monoinsaturés diminuent le «mauvais cholestérol» et sont depuis longtemps reconnus pour leurs qualités cardioprotectrices, notamment dans le cadre d'une alimentation méditerranéenne riche en huile d'olive. L'huile de colza, remise au goût du jour depuis quelques années, est également riche en ce type d'acides gras qu'on appelle aussi «oméga-9». Mais l'huile de colza a surtout été remise à l'honneur pour sa richesse en un certain acide gras polyinsaturé appelé «acide alpha-linolénique (ALA)».

Les acides gras polyinsaturés comprennent deux grandes catégories chimiques : les oméga-6 et les oméga-3, considérés comme des «acides gras essentiels». En effet, à l'instar des vitamines, ces substances sont nécessaires au bon fonctionnement de notre organisme mais doivent absolument être apportées par l'alimentation car notre organisme est incapable de les fabriquer.

Ces deux types d'acides gras polyinsaturés sont en fait des matériaux de construction à partir desquels nous synthétisons des hormones appelées «prostaglandines». À partir des oméga-6 alimentaires nous pouvons synthétiser des prostaglandines dont les effets favorisent l'inflammation, la coagulation du sang et la contraction des vaisseaux sanguins.

À partir des oméga-3 (dont fait partie l'acide alpha-linolénique de l'huile de colza) nous fabriquerons des prostaglandines aux actions opposées à celles dérivées des oméga-6 : effets anti-inflammatoires et anticoagulants et favorisant la dilatation des vaisseaux.

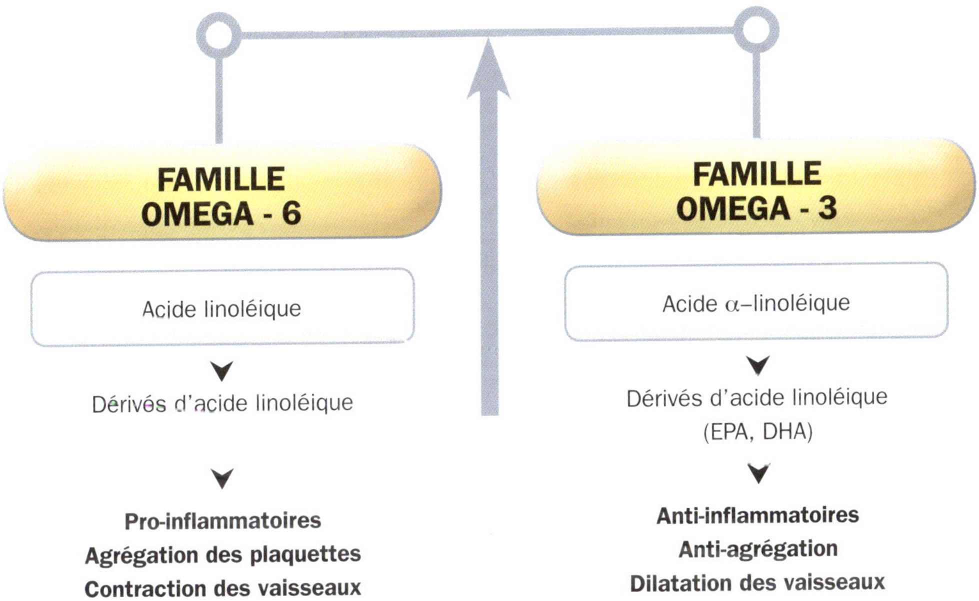

De manière optimale, les apports en oméga-6 ne devraient pas être supérieurs plus de 4 ou 5 fois aux apports en oméga-3. Dans l'alimentation occidentale, le rapport est nettement plus élevé, atteignant parfois 30/1. Dès lors, la synthèse des prostaglandines dérivées des oméga-6 devient prépondérante et favorise les phénomènes d'inflammation et d'agrégation des plaquettes sanguines qui favorisent à leur tour le développement de la sclérose artérielle, due à la formation progressive d'une plaque qui bouche les artères.

La solution ? Réduire les oméga-6 (fournis par les huiles de tournesol, de maïs, de soja) et augmenter la consommation d'oméga-3.

En résumé, les acides gras monoinsaturés (de l'huile d'olive mais aussi de l'huile de colza) exercent un effet préventif sur la sclérose des artères et les polyinsaturés oméga-3 possèdent, en outre, des propriétés similaires par d'autres mécanismes et peuvent, de plus, améliorer l'insulinorésistance. Consommez donc de l'huile d'olive et des produits riches en oméga-3 !

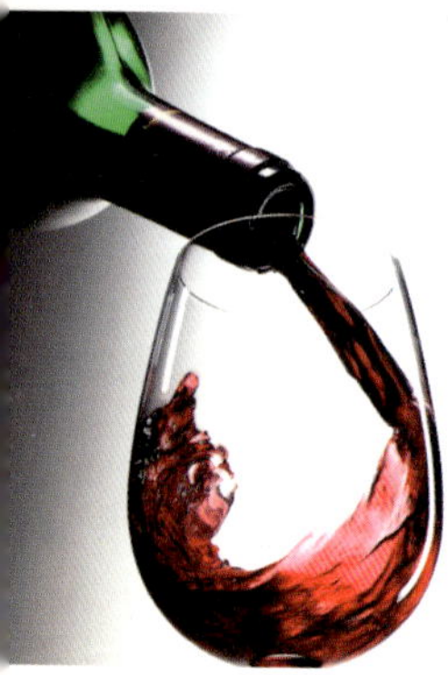

L'alcool : ami ou ennemi ?

Toutes les boissons alcoolisées contiennent de l'éthanol. Certaines études attribuent à celui-ci des vertus cardioprotectrices : l'alcool pourrait augmenter le «bon cholestérol» et diminuer la coagulation du sang. Par ailleurs, certaines boissons alcoolisées, et en particulier le vin rouge, sont reconnues pour leurs propriétés antioxydantes. Le vin rouge, riche en anthocyanes, s'inscrit dans les recommandations liées à la diète méditerranéenne dont les vertus sont reconnues.

Toutefois, le vin rouge et toute autre boisson alcoolisée ne doivent pas être consommés par magnums, jéroboams ou autres mathusalems : toute consommation d'éthanol peut être toxique au-delà d'une certaine dose, en particulier pour le cerveau et pour le foie. D'autre part, que vous buviez de la bière, du champagne ou du cognac, la quantité d'éthanol qui passe dans votre sang dépend de la teneur en éthanol de la boisson et de la quantité consommée.

	Alcool (éthanol) en grammes	**Glucides** en grammes
25 cl de bière «Pils» 42	11	8,5
33 cl de bière forte	22	18,8
12,5 cl de vin	13	0,4
10 cl de Martini	15,5	13,5
5 cl de whisky	19	0

Teneur en alcool (éthanol) de quelques boissons alcoolisées

L'alcool chez les non-diabétiques

Indépendamment d'un diabète, l'alcool se diffuse dans tout le compartiment hydrique de l'organisme et l'alcoolémie maximale est atteinte après une demi-heure lors d'une prise à jeun et après une heure lorsque la boisson alcoolisée accompagne un repas.

À titre d'exemple, considérons un homme de 75 kg, de corpulence moyenne, consommant ½ bouteille de vin à 13°.

½ bouteille de vin = 380 ml ;
La densité de l'alcool est de 0,789 à 20 °C ;
La quantité d'alcool ingérée est donc : 380 x 0,13 x 0,789 = 38,97 g ;
Son compartiment hydrique équivaut approximativement à 50 % du poids corporel, soit 37,5 l ;
1,04 : 0,13 = 8 heures pour éliminer totalement l'alcool ingéré.

On considère généralement que le seuil de toxicité de l'éthanol peut être dépassé pour une consommation journalière de 600 mg d'éthanol par kilo de poids corporel chez l'homme et 500 mg chez la femme. En principe donc, une dame de 60 kg ne devrait pas consommer plus de 30 g d'éthanol par jour soit, par exemple, un apéritif et un verre de vin. Un homme de 75 kg ne devrait pas consommer plus de 45 g d'éthanol par jour soit, au maximum, une bière ordinaire et deux verres de vin et demi.

L'alcool chez les diabétiques

Le diabétique connaît une situation particulière vis-à-vis de l'alcool. En effet :

• Toute prise d'alcool freine la production de glucose par le foie. Les conséquences peuvent être sévères chez le diabétique de type 1 dont les doses d'insuline sont ajustées en fonction de circonstances habituelles. En cas de prise importante d'alcool, particulièrement en dehors des repas, une source non négligeable de glucose en provenance du foie est tarie et le diabétique de type 1 peut connaître une situation d'hypoglycémie brutale.

• L'alcool accentue l'effet de l'insuline sur les adipocytes abdominaux et viscéraux et favorise l'«obésité pomme», en particulier chez le diabétique de type 2.

• L'alcool est très calorique et participe à la prise de poids.

• Si le vin (mis à part le vin doux) et les alcools secs ne contiennent pas ou très peu de glucides, les apéritifs sucrés, la bière et de nombreux cocktails alcoolisés peuvent entraîner une charge glycémique élevée .

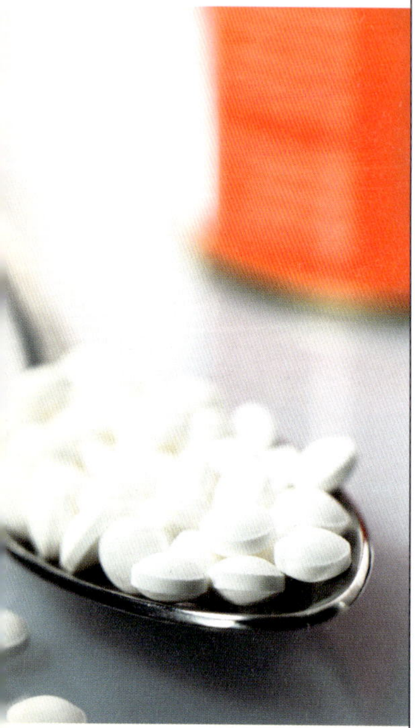

Que penser des édulcorants ?

Les édulcorants sont des produits sucrants. Les édulcorants dits «intenses» possèdent un fort pouvoir sucrant mais n'appartiennent pas à la famille des glucides. Les succédanés du sucre, également désignés sous l'appellation «édulcorants de masse» ou «édulcorants de charge», sont des molécules glucidiques ou de synthèse.

Propriétés des succédanés du sucre

Les succédanés du sucre couramment utilisés par l'industrie agroalimentaire sont des polyols. Ils possèdent un pouvoir sucrant de 0,6 à 1, soit inférieur ou égal à celui du sucre (le pouvoir sucrant du saccharose, pris comme référence, est égal à 1). Leur saveur est peu modifiée par la cuisson. Les polyols sont moins caloriques que le sucre du fait de leur résorption intestinale incomplète. Ils ne sont pas pour autant dépourvus de potentialités énergétiques qui varient, selon les polyols, de 1,5 à 3 kcal par gramme. Les principaux polyols utilisés comme édulcorants sont le sorbitol (E 420), le xylitol (E 967), le maltitol (E 965), le mannitol (E 421) et l'isomalt (E 953). Leur métabolisation, esentiellement hépatique, amène une conversion lente en glucose.

Propriétés des édulcorants

Les édulcorants intenses sont des molécules non glucidiques possédant un pouvoir sucrant considérablement plus important que celui du sucre. Leur apport calorique aux doses couramment utilisées est négligeable.

Les principaux édulcorants intenses utilisés par l'industrie agroalimentaire sont :

- La saccharine (E 954), ou benzosulphimide (pouvoir sucrant : 350), est peu stable à la chaleur. De plus, son élévation thermique entraîne une amertume.
- L'aspartame : E 951 (pouvoir sucrant : 180). L'aspartame est transformé sous l'effet de la chaleur. Cette transformation est extrêmement faible à la température du café ou du thé mais totale pour une élévation thermique à 150 °C pendant trente minutes, lui faisant perdre ainsi complètement son pouvoir sucrant.
- Le cyclamate : E 952 (pouvoir sucrant : 30), convenant pour des préparations chaudes et froides. Il ne donne pas d'amertume, contrairement à la saccharine.
- L'acésulfame : E 950 (pouvoir sucrant : 150), stable à la chaleur. Il possède toutefois un arrière-goût amer et est généralement associé à la saccharine et à l'aspartame.

Faut-il avoir peur des édulcorants ?

Dans l'état actuel des choses, les problèmes liés à la consommation d'édulcorants ne sont pas corrélés à une éventuelle toxicité mais à leur consommation excessive. En effet, d'une part la consommation répétitive d'édulcorants entretient l'attirance pour les saveurs sucrées. D'autre part, l'étiquetage «sans sucre», parfaitement autorisé si le produit de consommation ne contient pas de saccharose, n'exclut pas la présence d'autres glucides. Il donne une connotation «diététique» à des aliments riches en d'autres glucides que le sucre, notamment en farines blanches (biscuits de régime). Cet étiquetage n'exclut pas non plus la présence de graisses cachées (ex : chocolat «sans sucre»). Par ailleurs, l'appellation «light» renforce la croyance en l'innocuité de tels produits et peut conduire à leur surconsommation.

Faites travailler vos muscles

L'activité physique participe évidemment à la consommation de calories et donc à la perte de poids et à la combustion du glucose. La charge glycémique est ainsi sensiblement accrue en cas d'activité physique plus importante (voir abaques).

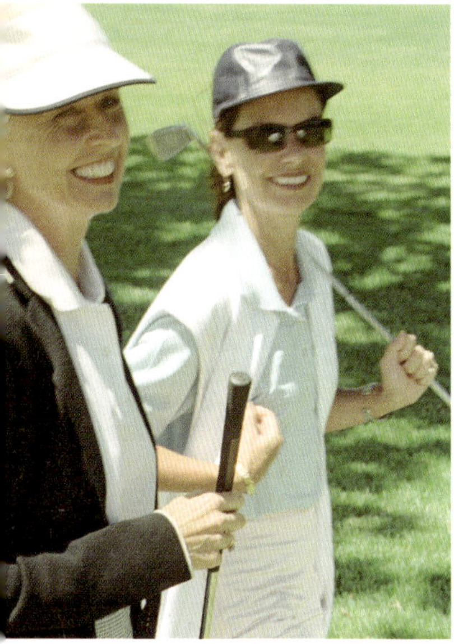

C'est loin d'être le seul intérêt de l'activité physique. En effet, nos muscles sont composés de deux types de fibres : les rouges et les blanches, dont les proportions sont différentes en fonction de l'entraînement. Un exercice physique régulier accroît la proportion de fibres rouges, spécialisées dans les efforts d'endurance. Or, la pénétration du glucose dans ces fibres rouges est bien plus aisée que dans les fibres blanches. Autrement dit, une musculature exercée nécessite moins d'insuline pour que le glucose y pénètre (et donc une moindre tendance à la prise de poids). Inversement, le manque d'activité physique chronique aboutira à une proportion plus importante de fibres blanches plus résistantes à l'action de l'insuline, donc favorisant le développement d'un diabète de type 2.

Intensité et durée des activités physiques

L'idéal est de varier les exercices physiques afin de combiner deux types d'exercices :

• les exercices en aérobie, qui accélèrent le cœur (et le tonifient) et font transpirer. La marche est l'activité physique en aérobie par excellence. Mais vous pouvez également pratiquer la course à pied, le vélo, la natation, etc. Une séance doit durer au minimum 30 minutes (qui peuvent cependant être réparties sur la journée).

• les exercices en résistance, qui permettent d'augmenter la musculature et de stimuler son métabolisme. La gymnastique et la musculation en sont deux très bons exemples. Une séance doit durer une vingtaine de minutes.
Le maître mot de l'activité physique est régularité. L'idéal est donc de répartir ces deux types d'exercices sur la semaine : 3 à 4 séances hebdomaires d'exercices en aérobie contre 2 séances d'exercices en résistance.

Type d'activité	Kcal consommées
Course à pied (15 km / heure)	420 - 600
Ski de fond	250 - 400
Vélo à 20 km / heure	230 - 350
Jogging (8 km / heure)	220 - 320
Natation (2 km / heure)	200 - 300
Tennis	200 - 280
Tondre la pelouse	160 - 240
Vélo à 16 km / heure	150 - 220
Aérobic	140 - 200
Golf	120 - 160
Jardinage	100 - 150
Ménage	100 - 150
Ping-pong	100 - 150
Marche (5 km / heure)	100 - 140
Bowling	65 - 100

Estimation de la dépense énergétique (kcal) pour 30 minutes d'un exercice physique d'intensité modérée.

Une modification de la structure musculaire nécessite un certain temps et les bénéfices résultant d'une remise en mouvement ne se feront sentir qu'au bout de plusieurs semaines ou de plusieurs mois. Le jeu en vaut toutefois la chandelle : ces bénéfices seront dans tous les cas considérables. Entendons-nous bien : il n'est absolument pas question de conseiller à un diabétique d'un certain âge et en surpoids de se mettre du jour au lendemain à la pratique intensive de la course à pied. Toute remise en mouvement doit être précédée d'un avis cardiologique et d'une perte de poids adéquate. De plus, ne confondons pas activité physique régulière et sport de compétition dont les effets peuvent être défavorables dans la mesure où le sport intensif est générateur de radicaux libres et donc de stress oxydant. Le vieillissement prématuré de nombreux sportifs professionnels se lit sur leur visage ! En attendant, sauf handicap insurmontable, trente minutes de marche quotidiennes seront profitables à tout le monde.

PERSONNALISEZ VOTRE RÉGIME !

Forts de toutes les notions que vous avez apprises, vous allez construire pas à pas le schéma d'alimentation qui vous convient le mieux. Nous allons l'établir sur la base de trois repas principaux : petit déjeuner, repas de midi et repas du soir. Ces repas peuvent être éventuellement scindés de façon à étaler la charge glycémique (rappelons tout de même qu'il ne faut pas confondre fractionnement des repas et grignotage). Par la suite, nous envisagerons les boissons de la journée. Avant tout, faisons le tour de notre cahier des charges.

Les 5 règles nutritionnelles à retenir

1. Vous avez déterminé votre CG journalière maximale. N'oubliez pas d'ajuster cette donnée si votre IMC dépasse 25.
La CG journalière doit être idéalement répartie tout au long de la journée. Cette répartition ne doit toutefois pas relever de mathématiques obsessionnelles. Par exemple, pour une CG maximale avoisinant 100, une répartition 25-35 (pour le petit déjeuner) + 30-45 (pour le repas de midi) + 25-35 (pour le repas du soir) est excellente. Évitez toutefois de concentrer votre CG maximale sur un seul ou sur deux repas de façon à éviter une montée glycémique importante : c'est juste une question de bon sens.

2. Aucun aliment n'est interdit mais certains ne doivent être consommés que de façon occasionnelle ou en petites quantités, soit parce que leur CG est élevée, soit parce que ce sont de gros fournisseurs de calories, (voir tables et abaques n° 3) ou encore parce que leur teneur en graisses, et en particulier en graisses saturées, est importante (voir tables et abaques n° 4).

3. Rappelons en effet que la chasse aux graisses saturées doit être ouverte mais que les graisses monoinsaturées et polyinsaturées, en particulier de type oméga-3, ont des effets favorables. Toutes les matières grasses sont néanmoins gros fournisseurs de calories et doivent être consommées avec parcimonie si votre poids est excessif.

4. L'alcool est également très calorique. En outre, responsable d'hypoglycémies parfois importantes, il ne doit être consommé qu'en quantités modérées et toujours lors d'un repas, de façon à étaler sa résorption.

5. La part belle doit être faite aux antioxydants par une consommation importante de légumes. Les fruits sont également les bienvenus mais en quantités relativement modérées.

La mise en pratique s'avère bien plus simple qu'il n'y paraît. Voici donc, de façon commentée, une alimentation journalière optimale suivie de quelques exemples.

Le petit déjeuner et une collation dans la matinée

Le petit déjeuner est généralement composé d'une base glucidique agrémentée d'un accompagnement.

Notez d'abord ici votre CG maximale divisée par 3 :

Votre CG maximum →	
CG/3 →	

Lors de l'élaboration de votre petit déjeuner et du choix d'une collation dans la matinée, tâchez de rester un peu en dessous du tiers de la CG maximale : cela vous permettra une CG un peu plus importante au repas de midi ou une collation éventuelle dans l'après-midi. Voici, parmi les aliments courants, la base glucidique dont vous disposez pour préparer votre petit déjeuner.

Base glucidique

Petit déjeuner	Portion en grammes	Kcal par portion
BISCOTTE : 1 biscotte	10	38
CAKE : 1 tranche moyenne	25	93
CHOCO À TARTINER / NUTELLA : 1 cuillère à soupe	25	143
CHOCOLAT AU LAIT : 2 petits carrés	25	136
CHOCOLAT NOIR : 2 petits carrés	25	116
CONFITURE : 1 cuillère à soupe	20	55
CONFITURE «LIGHT» : 1 cuillère à soupe	20	52
CORN FLAKES : 1 bol	50	147
CORN FLAKES ALL BRAN : 1 bol	50	176
CORN FLAKES AU MIEL : 1 bol	50	167
CORN FLAKES FRUIT'N FIBRES : 1 bol	50	168
CORN FLAKES SPECIAL K : 1 bol	50	193
Céréales Muesli	50	165
Flocons d'avoine	50	193
CROISSANT : 1 croissant	50	223
Crêpes	60	150
Gaufre	150	430
FROMAGE BLANC 20 % MG	40	46
FRUITS (MOYENNE) : 1 portion	100	66
KRISPROLLS (petit pain suédois) : 1 Krisproll	13	45
MIEL : 1 portion (pour 1 tranche de pain)	35	116
PAIN BLANC : 1 tranche moyenne	30	88
PAIN COMPLET AUX CÉRÉALES : 1 tranche moyenne	35	86
PAIN DE SEIGLE FONCÉ : 1 tranche moyenne	35	87
PAIN GRIS : 1 tranche moyenne	35	86
PAIN AU CHOCOLAT : 1 pain au chocolat	80	357
PAIN (BAGUETTE DE 250 G) : 1/4 de baguette	65	184
PETIT-SUISSE GERVAIS : 1 petit-suisse	60	97
PETIT-SUISSE GERVAIS MAIGRE : 1 petit-suisse	60	52
SUCRE : 1 morceau	5	20
YAOURT ENTIER, NATURE : 1 yaourt	125	79
YAOURT MAIGRE : 1 yaourt	125	61
YAOURT MAIGRE AUX FRUITS : 1 yaourt	125	115
Lait sucré : 1 tasse (25 cl)		
Lait chocolaté : 1 tasse (25 cl)		

CG par portion	**Commentaires**
5,4	La biscotte rassasie peu et est un aliment à IG élevé.
12,5	CG élevée pour une petite portion. Rassasie peu. Calories !
5,1	Très calorique, même pour une portion modeste.
7,3	Très calorique, même pour une portion modeste.
6,8	Très calorique, même pour une portion modeste.
7,6	Pourquoi pas si vous aimez un petit déjeuner «sucré».
5,2	Peu de différence avec une confiture «ordinaire».
25,0	CG et IG élevée : attention aux quantités. Éviter une consommation quotidienne.
12,9	Meilleur choix que des corn flakes «ordinaires».
29,5	CG et IG élevée : attention aux quantités. Éviter une consommation quotidienne.
35,9	CG et IG élevée : attention aux quantités. Éviter une consommation quotidienne.
21,2	Meilleur choix que des corn flakes «ordinaires» mais CG assez élevée.
20	Attention aux quantités.
17	Bon choix mais attention aux quantités.
15,5	Très calorique. Riche en graisses saturées.
14	Attention, une crêpe se mange rarement nature !
32	CG élevée.
0,4	Bon choix.
7,6	Voir détail des fruits.
3,6	Préférer la variété avec fibres.
15,9	CG élevée.
14,6	CG élevée.
7,0	Bon choix.
9,6	Bon choix.
13,0	CG proche de celle du pain blanc.
28,8	CG élevée et calories.
31,9	CG élevée.
0,5	CG «négligeable».
0,6	CG négligeable. Peu calorique.
3,4	CG négligeable mais tout dépend des quantités.
1,3	CG négligeable.
2,1	CG négligeable.
5,6	CG modérée.
	Voir tableau boissons

Faites votre choix !

Cette base glucidique est traditionnellement agrémentée d'un accompagnement.

Accompagnement

½ tranche de jambon cuit ou 1 fine tranche de jambon cru par tranche de pain ou ½ tranche de fromage ou 20 g de fromage à pâte molle par tranche de pain ou 20 g de fromage blanc par tranche de pain ou 1 œuf pour 2 tranches de pain

Si vous choisissez une base de pain, associez-la idéalement à un accompagnement non glucidique et peu gras. Cette association : aliment glucidique + protéines procure une sensation de satiété durable.
Par exemple :

Choisissez de préférence des œufs «enrichis» en oméga-3 (on en trouve dans toutes les grandes surfaces). Vous pouvez tartiner le pain à raison de 2 petites noisettes (moins de 10 g) de matière grasse par tranche. Les margarines allégées enrichies en oméga-3 sont des produits intéressants.

Évitez le beurre au quotidien mais une petite portion occasionnelle sera sans conséquence. Si vous tenez absolument à un petit déjeuner de saveur sucrée, rien ne vous empêche de consommer de la confiture, par exemple à raison d'une demi-cuillère à soupe par tranche de pain (la confiture dite «light» au fructose ne présente pas d'avantage particulier par rapport à la confiture ordinaire). Plutôt que du pain, vous pouvez choisir des céréales accompagnées de lait, de préférence demi-écrémé ou écrémé (le lait entier contient beaucoup de graisses saturées), ou de lait de soja. Choisissez votre pain ou vos céréales en fonction de leurs CG respectives. Un écart occasionnel vers un croissant ou un pain au chocolat n'est toutefois pas interdit. À ce petit déjeuner vous pouvez sans problème ajouter un fruit en le choisissant parmi ceux dont l'IG est bas ou en réduisant les quantités de manière à garder une CG basse.

Charge glycémique de quelques portions de fruits

Ce petit déjeuner composé de pain + accompagnement ou céréales + lait, complété par une portion de fruit(s) pourrait, idéalement, être scindé de façon à étaler la charge glycémique. Par exemple, le fruit ou une partie de la ration de pain ou de céréales peuvent être consommés dans le courant de la matinée.

Les fruits	**Portion** en grammes	**CG** par portion
ABRICOT : 1 abricot	50	3,2
ABRICOT SEC : 1 abricot sec	25	4,9
ANANAS AU SIROP (conserve) : 1 tranche	35	3,5
ANANAS FRAIS : 1 grosse tranche	100	7,5
BANANE : 1 banane moyenne	125	14,8
CERISES : 1 poignée (25 cerises)	200	16,1
DATTES SÈCHES : 4 dattes	30	22,5
FIGUES (SÈCHES) : 1 figues sèche	13	5,3
FRAISES : 10 fraises moyennes	155	4,8
FRAMBOISES : 1 ravier	165	7,9
KIWI : 1 kiwi, pelé	85	6,6
MANDARINE : 1 mandarine	90	6,2
MANGUE : 1 mangue, dénoyautée	250	21,7
MELON : 1/2 melon	290	15,9
NECTARINE : 1 nectarine	175	7,0
NOISETTES : 1 cuillère à soupe	15	0,5
ORANGE : 1 orange moyenne	250	13,2
PAMPLEMOUSSE : 1 pamplemousse	360	9,6
PASTÈQUE : 1 quartier moyen	250	16,2
PÊCHE : 1 pêche	180	6,8
POIRE : 1 poire moyenne	250	9,0
POMME : 1 pomme moyenne	220	11,5
PRUNES : 1 prune moyenne	50	2,2
RAISINS : 1 grappe de 250 g	250	18,4
JUS DE FRUITS	Voir tableau boissons	

Notez ici votre CG totale pour le petit déjeuner et la collation de la matinée :

CG du petit déjeuner
+
collation de la matinée → [ ]

Le repas de midi

Nous envisageons ici comme cas de figure un repas froid à base de tartines. Rien ne vous empêche d'inverser ce repas avec le repas chaud prévu le soir ni, occasionnellement, de consommer deux repas cuisinés par jour (cette solution est souvent plus calorique).

Repas de midi	**Portion** en grammes
BIG MAC, GIANT... : 1 pièce	250
BISCOTTE : 1 biscotte	10
FRITES (huile végétale) : 1/2 assiette	200
FROMAGE BLANC 20 % MG : 1 portion pour 1 tranche de pain	40
KRISPROLLS (petit pain suédois) : 1 Krisproll	13
LAITUE NATURE : 1/2 assiette	70
MAÏS DOUX (en conserve) : 1 cuillère à soupe	15
MIEL : 1 portion (pour 1 tranche de pain)	35
PAIN BLANC : 1 tranche moyenne	30
PAIN COMPLET AUX CÉRÉALES : 1 tranche moyenne	35
PAIN DE SEIGLE FONCÉ : 1 tranche moyenne	35
PAIN GRIS : 1 tranche moyenne	35
PAIN (BAGUETTE DE 250 G) : 1/4 de baguette	65
PÂTES (pesées crues) : 1 portion de 100 g (250 g après cuisson)	100
PÂTES COMPLÈTES (CRUES) : 1 portion de 100 g (250 g après cuisson)	100
PETIT-SUISSE GERVAIS : 1 petit-suisse	60
PETIT-SUISSE GERVAIS MAIGRE : 1 petit-suisse	60
PIZZA : 1 pizza de pizzeria	400
POTAGE/SOUPE AVEC FÉCULENTS : 1 assiette	250
POTAGE/SOUPE SANS M.G. NI FÉCULENTS : 1 assiette	250
RAVIOLI / CANNELLONI, EN CONSERVE : 1 boîte	400
SALADE DE LÉGUMES VARIÉS (NATURE) : 1/3 d'assiette	100
SANDWICH «DAGOBERT» : 1 grand sandwich	400
SPAGHETTI BOLOGNAISE : 1 grosse assiette à soupe	400
TOMATES : 1 tomate moyenne	125

Kcal par portion	**CG** par portion	**Commentaires**
453	22,5	Très occasionnellement. Graisses et CG élevées
38	5,4	Rassasie peu. IG élevé
721	59,7	CG élevée + calories
46	0,4	Bon choix
45	3,6	Préférez la variété aux fibres
13	0,3	Aucun problème
13	1,2	Certainement pas une boîte entière
116	15,9	CG élevée
88	14,6	CG élevée
86	7,0	Bon choix
87	9,6	Bon choix
86	13,0	CG élevée
184	31,9	CG élevée
334	32,4	CG élevée sauf si portion modérée
323	25,6	CG élevée sauf si portion modérée
97	0,5	Bon choix
52	0,6	Bon choix
1132	69,6	Certainement pas une pizza entière : CG très importante + calories
104	3,0	Aucun problème mais évitez les produits industriels
71	2,0	Aucun problème mais évitez les produits industriels
370	16,0	CG élevée
26	1,3	Aucun problème
1042	93,5	CG très élevée et calories
1069	63,7	CG très élevée et calories
29	0,9	Aucun problème

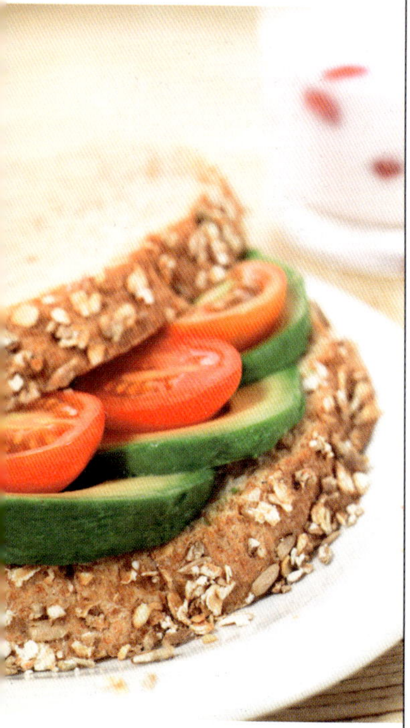

Comme pour le petit déjeuner, choisissez de préférence une base glucidique constituée d'aliments à IG bas ou moyens. Si vous optez pour des aliments à IG élevé, leur quantité devra être sensiblement réduite par rapport à des produits à IG modéré ou bas… et, une fois encore, vous risquez d'avoir faim !

Très occasionnellement, et si votre CG l'autorise, vous pouvez vous permettre une petite portion de pâtes, un carré de pizza, un petit sandwich ou une petite portion de pommes frites. Nous disons bien très occasionnellement car ces préparations, outre une CG élevée, contiennent de grandes quantités de graisses et sont hypercaloriques. Les pâtes sont souvent accompagnées de sauces grasses et parsemées de fromage, les pizzas sont copieusement arrosées d'huile ou additionnées de beurre à l'ail, les sandwiches sont souvent monstrueux, confectionnés à partir d'une demi-baguette… et les frites sont frites !

L'industrie du fast-food règne à midi ; la graisse et les charges glycémiques élevées sont omniprésentes et c'est bien difficile d'y trouver des aliments de choix. La consommation de ce type d'aliments peut être utilisée comme «dépannage», mais les diabétiques de type 1 devront y adapter leurs injections d'insuline et les diabétiques de type 2 doivent savoir que leur glycémie risque d'être élevée plusieurs heures durant, ce qui ne porte pas à conséquence notable pour autant que cette situation soit vraiment exceptionnelle. Le repas de midi sera donc idéalement composé de pain à IG aussi peu élevé que possible agrémenté d'un accompagnement varié.

½ tranche de jambon cuit ou 1 fine tranche de jambon cru par tranche de pain ou ½ tranche de fromage ou 20 g de fromage à pâte molle par tranche de pain ou 20 g de fromage blanc par tranche de pain ou 1 œuf pour 2 tranches de pain (choisissez de préférence des œufs «enrichis» en oméga-3) ou 1 boîte de thon (pour 2 ou trois tranches de pain) ou 1 petite boîte de sardines égouttées (pour 2 ou 3 tranches de pain) ou 1 tranche de saumon fumé (25 g pour 1 tranche de pain) ou ½ tranche de roast-beef (20 g pour 1 tranche de pain)

Accompagnement

Attention aux charcuteries grasses (salami, pâté crème, boudin…) qu'il ne faut consommer qu'occasionnellement et en petites quantités en raison de leur richesse en graisses saturées.

Les différents accompagnements proposés peuvent être complétés par une soupe ou un jus de tomates ou de légumes ou par une salade de légumes variés (laitue, roquette, concombre, carotte, tomate…) dont la CG est négligeable (mais vive les antioxydants !). Cette salade peut être agrémentée d'une vinaigrette préparée à base de vinaigre, d'une petite cuillère à soupe d'huile d'olive ou de colza et des condiments de votre choix. Vous pouvez aussi réaliser, de préférence à base de pain complet, des sandwiches «à la Dagobert» dans lesquels vous ajoutez des légumes nature à l'accompagnement, entre deux tranches de pain. Pourquoi ne pas les préparer la veille ? Cinq minutes de préparation suffisent et un sandwich de ce type, confectionné à base de pain congelé et conservé jusqu'au lendemain au frigo, vous permettra d'emporter au travail un produit parfaitement frais.

Comme pour le petit déjeuner, vous pouvez tartiner votre pain d'un peu de margarine allégée, de préférence enrichie en oméga-3, ou d'un peu de mayonnaise allégée à base d'huile de colza dont vous pouvez rectifier l'assaisonnement en fonction de vos goûts. Ce repas pourrait aussi idéalement être scindé : si vous voulez étaler au maximum votre charge glycémique, gardez une partie des tartines que vous avez préparées et mangez-les dans le courant de l'après-midi.

La collation de l'après-midi

Indépendamment du fait que votre repas de midi peut être fractionné et que vous en réserviez une partie pour l'après-midi, une petite collation occasionnelle, calculée en fonction de votre charge glycémique maximale, peut éventuellement trouver sa place.

Collation	**Portion** en grammes
AFTER EIGHT® (chocolat) 1 After Eight	13
BOUNTY : 1 barre	45
BISCUITS FOURRÉS AU CHOCOLAT : 1 biscuit moyen	15
BISCUITS PETIT-BEURRE : 1 biscuit	15
BISCUITS SALÉS : 1 biscuit moyen	15
BISCUITS SUCRÉS : 1 biscuit moyen	15
CAKE : 1 tranche moyenne	25
CHOCOLAT AU LAIT : 2 petits carrés	25
CHOCOLAT NOIR : 2 petits carrés	25
CRÈME GLACÉE (moyenne) : 1 boule	40
CRÊPE NATURE : 1 crêpe moyenne	60
CROISSANT : 1 croissant	50
ÉCLAIR : 1 éclair	100
FROMAGE FRAIS AUX FRUITS : 1 barquette	150
FROMAGE FRAIS, MAIGRE, AUX FRUITS : 1 barquette	150
GAUFRE AU SUCRE : 1 gaufre moyenne	150
GRANY : 1 Grany	35
MARS (barre chocolatée) : 1 barre	56
MILKY WAY : 1 Milky Way	30
PAIN AU CHOCOLAT : 1 pain au chocolat	80
PUDDING SANS SUCRE : 1 ravier	200
RIZ AU LAIT : 1/2 boîte	185
SNICKERS : 1 Snickers	45
TARTE (MOYENNE) : 1 morceau (1/4 de tarte)	100
YAOURT AUX FRUITS : 1 yaourt	125
YAOURT ENTIER, NATURE : 1 yaourt	125
YAOURT MAIGRE : 1 yaourt	125
YAOURT MAIGRE AUX FRUITS : 1 yaourt	125
FRUITS	

Notez ici votre CG totale pour le repas de midi (éventuellement fractionné) et la collation éventuelle prise dans l'après-midi:

Kcal par portion	**CG** par portion	**Commentaires**
56	5,0	CG faible… pour une quantité très réduite
219	21,6	CG élevée + calories
67	5,6	CG faible… pour une quantité très réduite
69	5,3	CG faible… pour une quantité très réduite
72	5,1	CG faible… pour une quantité très réduite
80	5,7	CG faible… pour une quantité très réduite
93	12,5	
136	7,3	CG faible… pour une quantité très réduite mais calories
116	6,8	CG faible… pour une quantité très réduite mais calories
101	6,0	CG faible… pour une quantité très réduite
150	14,1	CG assez élevée
223	15,5	CG élevée + calories
292	22,0	CG élevée + calories
296	19,5	CG élevée
170	15,0	CG élevée
546	39,9	CG très élevée + calories
136	12,5	CG moyenne + calories
243	26,1	CG élevée + calories
130	9,6	CG moyenne + calories
357	28,8	CG élevée + calories
122	2,0	CG basse
270	40,0	CG très élevée + calories
206	16,0	CG moyenne + calories
295	26,0	CG élevée + calories
138	5,3	
79	1,3	
61	2,1	
115	5,6	
		Voir tableau fruits

CG du repas de midi
+
collation de l'après midi → [ ]

Le repas du soir (ou repas cuisiné)

Rappelons que ce repas peut parfaitement être inversé avec celui de midi. Le repas chaud est traditionnellement constitué d'une viande, de légumes et de féculents. Les pâtes peuvent être occasionnellement servies en plat principal en respectant les conditions de charge glycémique.

Féculents

Les aliments riches en amidons sont traditionnellement appelés «féculents». Voici les aliments glucidiques de base que nous utilisons lors de repas cuisinés

Féculents et légumes	Portion en grammes	Kcal par portion
COUSCOUS (SEMOULE, CUITE) : 1 fond d'assiette	200	226
FÈVES : 1 portion de 100 g	100	116
FRITES (huile végétale) : 1/2 assiette	200	721
LÉGUMES VARIÉS : 1/2 assiette	175	69
LENTILLES : 1 cuillère à soupe	20	22
MAÏS DOUX (en conserve) : 1 cuillère à soupe	15	13
PAIN BLANC : 1 tranche moyenne	30	88
PAIN COMPLET AUX CÉRÉALES : 1 tranche moyenne	35	86
PAIN DE SEIGLE FONCÉ : 1 tranche moyenne	35	87
PAIN GRIS : 1 tranche moyenne	35	86
PAIN (BAGUETTE DE 250 G) : 1/4 de baguette	65	184
PÂTES (pesées crues) : 100 g (250 g après cuisson)	100	334
PÂTES COMPLÈTES (pesées crues) : 100 g (250 g après cuisson)	100	323
PETITS POIS, cuits : 1/2 assiette	150	85
PIZZA : 1 pizza de pizzeria	400	1132
POMMES DE TERRE (CROQUETTES) : 1 croquette	25	61
POMMES DE TERRE BOUILLIES : 1 pomme de terre moyenne	70	63
POTAGE/SOUPE AVEC FÉCULENTS : 1 assiette	250	104
POTAGE/SOUPE SANS M.G. NI FÉCULENTS : 1 assiette	250	71
PURÉE DE POMMES DE TERRE : 1/4 d'assiette	200	241
RAVIOLI / CANNELLONI, EN CONSERVE : 1 boîte	400	370
RIZ BASMATI CRU : 1/2 sachet : 30 g (100 g après cuisson)	30	103
RIZ BLANC CRU : 1/2 sachet : 30 g (100 g après cuisson)	30	103
SAUCE BÉCHAMEL : 1 cuillère à soupe	20	77

traditionnels. Ils doivent constituer approximativement un tiers de votre charge glycémique totale. Consommez-les en quantités modérées, en les adaptant à votre CG maximale, mais ne les évitez pas : ils sont nécessaires à votre équilibre alimentaire et à la variété de votre alimentation.
N'oubliez pas les féculents qui tombent peu à peu en désuétude : lentilles, fèves... Leur CG est basse, ils sont riches en vitamines et sels minéraux et entraînent une bonne sensation de satiété.

CG par portion	**Commentaires**
32,5	CG élevée... mais vous pouvez réduire les portions
8,5	Bon choix
59,7	CG très élevée + calories
1,6	Sans problème. Pratiquement à volonté
1,2	Bon choix
1,2	À consommer en petites quantités
14,6	CG élevée
7,0	Bon choix mais ne pas cumuler avec d'autres féculents
9,6	Bon choix mais ne pas cumuler avec d'autres féculents
13,0	CG proche de celle du pain blanc
31,9	CG élevée
32,4	À consommer en fonction de votre CG maximale
25,6	À consommer en fonction de votre CG maximale
6,0	Bon choix
69,6	Une pizza entière peut, à elle seule, avoisiner la CG journalière maximale
4,3	Difficile de se satisfaire d'une seule croquette !
12,3	CG élevée. À adapter en fonction de votre CG
3,0	Pourquoi pas sans féculent ? peut être épaissie par des courgettes
2,0	Bon choix. Rassasie, fournit peu de CG et est riche en antioxydants
23,9	CG élevée. Calories en fonction de la préparation
16,0	CG élevée + calories
13,8	À adapter en fonction de votre CG
19,8	Pourquoi pas plutôt du riz complet ou basmati ?
4,1	Calories parfois inutiles

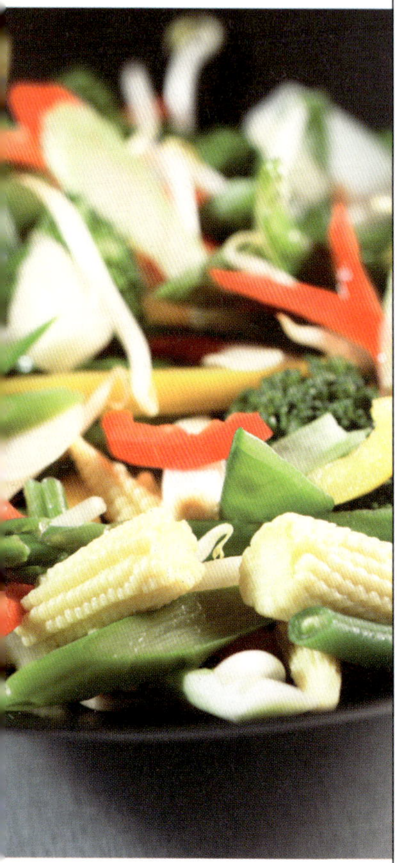

Légumes

Tous les légumes non féculents ont une CG très basse, sont peu caloriques et riches en antioxydants. Consommez-les sans modération, cuits, crus ou sous forme de soupes, de potages ou de jus de légumes. Attention tout de même à leur préparation : de grandes quantités de légumes sautés au beurre ou de très grosses portions de salades généreusement arrosées d'huile ou accompagnées de mayonnaise peuvent être extrêmement caloriques.

Viandes, volailles, poissons

Consommez avant tout des viandes variées. Ajustez les portions en fonction de leur contenu calorique qui varie avant tout en fonction de leur teneur en matières grasses dont une bonne partie est constituée de graisses saturées. Le porc est traditionnellement considéré comme une viande grasse et le poulet ou le bœuf comme des viandes plus maigres. Ce n'est pas toujours exact : le filet de porc est bien plus maigre que l'entrecôte de bœuf et une cuisse de poulet rôti, consommée avec sa peau, est bien plus grasse que du jambon dégraissé. Ne mangez que rarement, et en petites quantités, des viandes très grasses comme de la saucisse de porc ou l'agneau (particulièrement sous forme de ragoût). Méfiez-vous aussi de certaines préparations comme les viandes hachées ou panées qui, cuites dans une matière grasse, se transforment en éponges à graisses. Consommez aussi souvent que possible du poisson. Dans la majorité des cas, un poisson, même gras, est moins calorique qu'une viande moyennement riche en graisses. Et les poissons gras contiennent des graisses de qualité alors que les viandes grasses sont riches en graisses saturées. Lors de la cuisson des poissons gras, respectez la

Viandes, charcuteries, poissons	**Kcal** par 100 g	**Viandes, charcuteries, poissons**	**Kcal** par 100 g
Agneau (côte)	290	Porc (côte)	230
Agneau (gigot)	215	Porc (filet)	135
Bar (loup)	110	Porc (jambon cuit, dégraissé)	115
Bœuf (entrecôte)	205	Porc (lard maigre)	280
Bœuf (roast-beef)	150	Porc (rôti)	245
Bœuf (steak)	152	Porc (saucisse)	355
Boudin blanc	245	Poulet (sans peau)	125
Cabillaud	80	Rognon	105
Canard (magret dégraissé)	149	Rollmops	235
Crevettes	102	Salami	460
Dinde (escalope)	110	Sardines à l'huile, égouttées	215
Fish sticks frits	235	Saucisse de Francfort	300
Foie de veau	135	Saumon fumé	185
Huîtres	68	Sole	70
Lapin	135	Thon	130
Lotte	78	Truite	110
Moules	115	Veau (côte)	145
Œuf	145	Veau (escalope)	155
Pâté de campagne	330	Veau (rôti)	230

Apports caloriques des viandes, charcuteries, volailles et poissons les plus couramment consommés

résistance thermique des acides gras polyinsaturés oméga-3 : ne les cuisez pas à haute température, préférez la cuisson à l'eau ou en papillote. Les carpaccios de poissons, les tartares de saumon et les sushis sont d'excellentes préparations.

Matières grasses de cuisson

Nous avons vu à quel point la cuisson des aliments constitue une quadrature du cercle dans la mesure où les graisses saturées (qu'il faut éviter au maximum) sont les plus résistantes aux températures élevées. Rappelons que la palme des matières grasses de cuisson revient à la graisse d'oie, à l'huile d'olive et à l'huile d'arachide, à la fois pour leur bonne résistance à la température et pour leur contenu relativement bas en graisses saturées. Soyez néanmoins toujours parcimonieux dans l'utilisation de vos matières grasses et utilisez-les toujours en les chauffant le moins possible. Une fois encore, l'usage occasionnel de beurre, dont la résistance thermique est excellente, ne prêtera pas à conséquence, surtout en quantités modérées. Rappelons aussi l'aberration qui consiste à «enrichir» les matières grasses de cuisson en acides gras polyinsaturés de type oméga-3.

Fromage et dessert

Le dessert viendra ajouter quelques dizaines ou centaines de calories au repas principal. Il n'est probablement pas indispensable, en particulier chez les personnes qui cherchent à perdre du poids. Mais peut-être qu'une utilisation parcimonieuse de la charge glycémique maximale journalière permettra de conserver une petite place à un petit dessert léger. Une petite portion de chocolat noir, de l'ordre d'une quinzaine de grammes, ne portera pas atteinte à votre glycémie mais ajoute près de 100 kcal à votre repas. Le fromage n'entraîne pas de charge glycémique mais est, lui aussi, très calorique et chargé en graisses saturées. Limitez-vous à une mini portion d'une trentaine de grammes maximum et n'oubliez pas de tenir compte de la CG du pain qui l'accompagnerait. Pour le reste, un fruit, une salade de fruits ou une petite portion de sorbet constituent les meilleurs choix. Vous voilà au repos jusqu'au lendemain matin et, si votre soirée n'est pas occupée par une activité sportive intense (auquel cas votre CG journalière maximale est relativement élevée), aucune collation n'est la bienvenue dans la soirée.

Notez ici votre charge glycémique du repas du soir et de l'éventuelle collation prise dans la soirée.

CG du repas du soir + collation eventuelle →	

Les boissons de la journée

Si vous n'avez pas «consommé» votre CG journalière maximale, il reste une petite place pour les boissons contenant des glucides.

Le café et le thé non sucrés et, bien entendu, l'eau, n'ont aucun contenu à caractère glucidique. Ces boissons peuvent être consommées sans aucune élévation glycémique. Signalons au passage que le thé, et en particulier le thé vert, possède des vertus antioxydantes.

N'oubliez pas de tenir compte du sucre éventuellement ajouté à votre thé ou à votre café.

Les limonades édulcorées n'entraînent pas non plus d'élévation glycémique mais entretiennent la propension à la consommation de sucre.
Par contre les limonades sucrées de toutes sortes, consommées tout au long de la journée, peuvent représenter une CG énorme et ne devraient pas faire partie de vos boissons courantes. La même remarque est de mise pour les sirops de grenadine, de menthe et de fruits divers.
Les jus de fruits peuvent entraîner une CG élevée. Pensez toujours aux quantités !

Le vin sec, qu'il soit rouge, blanc ou champagnisé, ne contient pratiquement pas de sucre mais favorise l'excès de poids et peut entraîner des hypoglycémies graves, en particulier chez le diabétique de type 1. Il devra toujours être consommé en quantités modérées et jamais en-dehors des repas. Tant qu'à faire, consommez un peu de vin rouge riche en tannins et en anthocyanes. Les apéritifs sucrés et les cocktails sucrés devraient être exclus. Les bières, et en particulier les bières d'abbaye, sont souvent riches en maltose, un glucide qui entraîne une CG élevée : à consommer avec la plus grande prudence !

Ceci dit, voici un éventail des boissons courantes à contenu glucidique.

Boissons glucidiques	Portion en millilitres ou en grammes	Kcal par portion
APÉRITIF SUCRÉ GENRE MARTINI : 1 dose moyenne	125	203
BIÈRE FORTE (BIÈRE D'ABBAYE) : 1 verre	330	238
BIÈRE SANS ALCOOL : 1 verre	250	55
BIÈRE BLONDE : 1 verre	250	115
COCA COLA 1 cannette de 330 ml	330	142
COCA COLA LIGHT : 1 cannette	330	1
JUS DE CAROTTES : 1 verre	150	56
JUS DE PAMPLEMOUSSE, NATURE : 1 verre	150	71
JUS DE POMME : 1 verre	150	70
JUS DE TOMATES : 1 verre	150	31
JUS D'ORANGE NATURE : 1 verre	150	67
LAIT CHOCOLATÉ	150	134
LAIT 1/2 ÉCRÉMÉ : 1 verre	150	72
LAIT DE SOJA ENRICHI EN CALCIUM : 1 verre	150	78
LAIT DE SOJA, NATURE : 1 verre	150	78
LAIT ÉCRÉMÉ : 1 verre	150	57
LAIT ENTIER : 1 verre	150	93
LIMONADES / COLA : 1 cannette	330	133
SIROP (grenadine, menthe, sirop de fruits) : pour 1 verre	40	120
SUCRE AJOUTÉ AU CAFÉ OU AU THÉ : 1 morceau	5	20

Notez ici la CG des boissons de la journée.

CG des boissons de la journée ⟶ [ ]

CG par portion	**Commentaires**
16,9	À éviter
18,8	À éviter
8,3	À éviter
8,5	Avec parcimonie, toujours au repas
24,5	À éviter
0,3	Entretient le goût pour le sucre
5,4	Bon choix
8,0	Éviter l'effet de cumul
7,0	Éviter l'effet de cumul
2,5	Bon choix
8,1	Éviter l'effet de cumul
10	À éviter
2,1	Contient un peu de graisses saturées. Éviter l'effet de cumul
3,3	Bon choix
3,3	Bon choix
2,4	Bon choix
1,8	Attention aux graisses saturées
22,4	À éviter
20,4	À éviter
3,4	Faites vos comptes de CG !

Vous avez maintenant construit votre alimentation optimale de façon personnalisée. Faisons le point.

Faites votre bilan de charge glycémique journalière

CG du petit déjeuner + collation de la matinée	→
CG du repas de midi + collation de l'après midi	→
CG du repas du soir + collation eventuelle	→
CG des boissons de la journée	→
TOTAL	→

Quelle attitude adopter au restaurant et lors des repas de fête ?

Être diabétique ne vous empêche pas de faire la fête. Sachez seulement que si vous passez la porte d'un restaurant avec l'intention de prendre un menu composé de six plats, aussi «légers» soient-ils, vous n'avez aucune chance de vous en sortir avec une ration calorique adéquate. Si vous êtes amené à fréquenter souvent les restaurateurs, tâchez de vous contenter d'un seul plat et d'un dessert choisi ou d'une entrée et d'un plat.

L'essentiel est de limiter votre charge glycémique et la consommation de boissons alcoolisées.

Les bonnes attitudes à acquérir

- Évitez absolument de grignoter du pain avant et pendant le repas.
- Ne prenez jamais d'apéritif sucré ou de cocktail maison. Pensez aux jus de tomate ou de légumes.
- Les pommes de terre et dérivés (pommes frites, dauphine, gratins, croquettes), le riz et les pâtes ne doivent pas envahir plus du quart de votre assiette (encore faut-il que l'assiette soit de dimension classique). En compensation, réclamez le légume du jour : il y en a presque toujours à la carte.
- Ne prenez pas de pâtes ou de pizza en plat principal.
- Choisissez un dessert à base de fruits ou un sorbet.
- Limitez-vous à deux ou trois verres de vin. Évitez le pousse-café.

Pour le reste, mangez ce que vous voulez. Si vous souhaitez perdre du poids, ce n'est pas le bon jour mais c'est la fête !

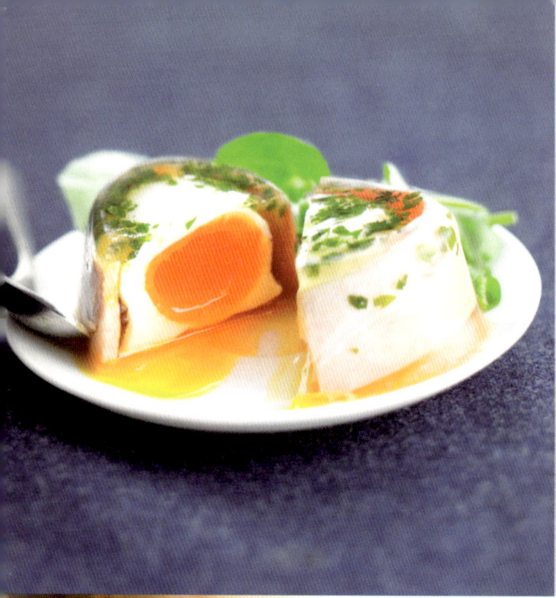
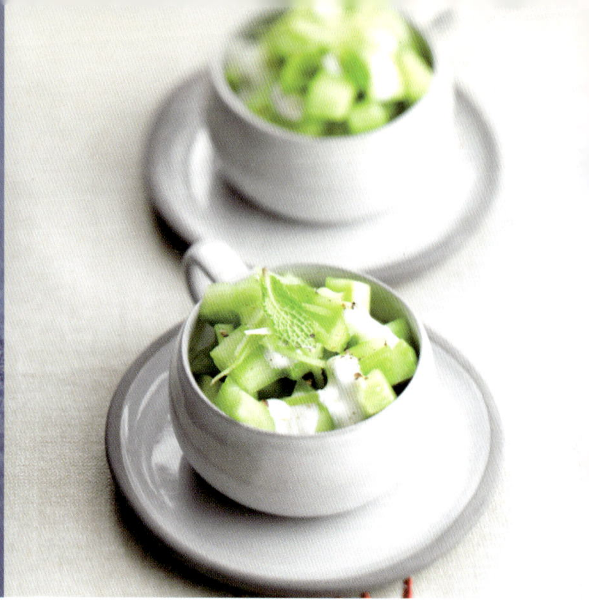
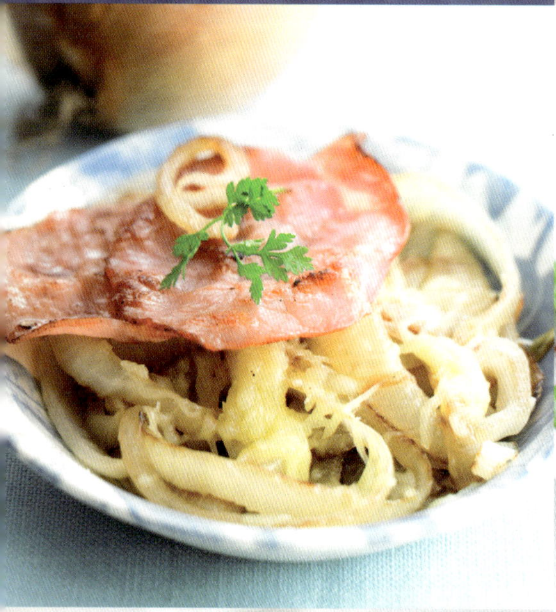
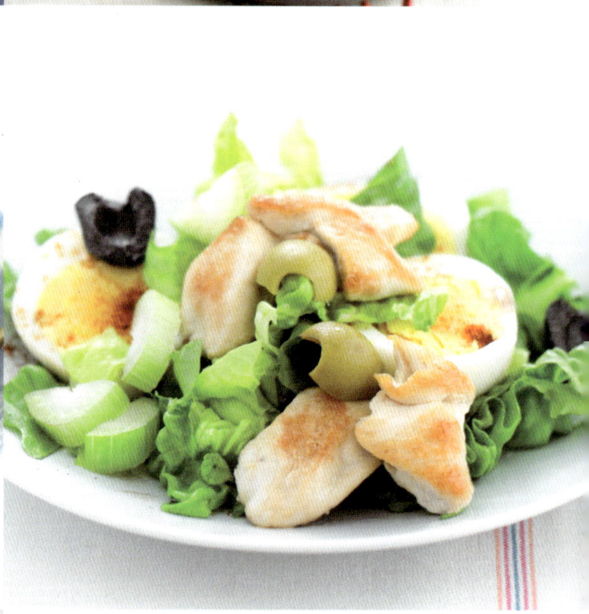
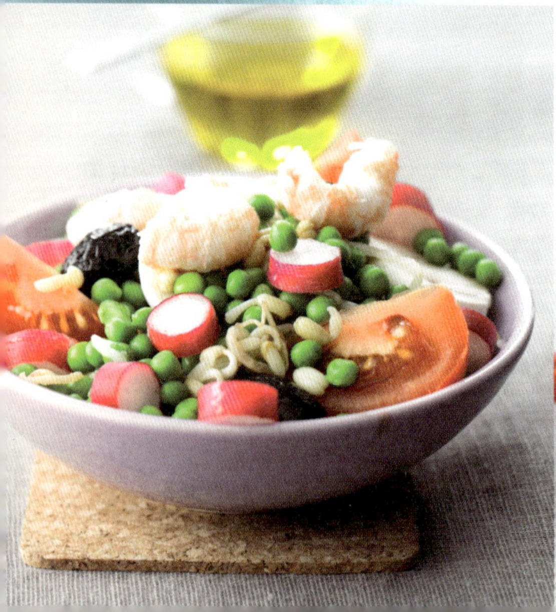
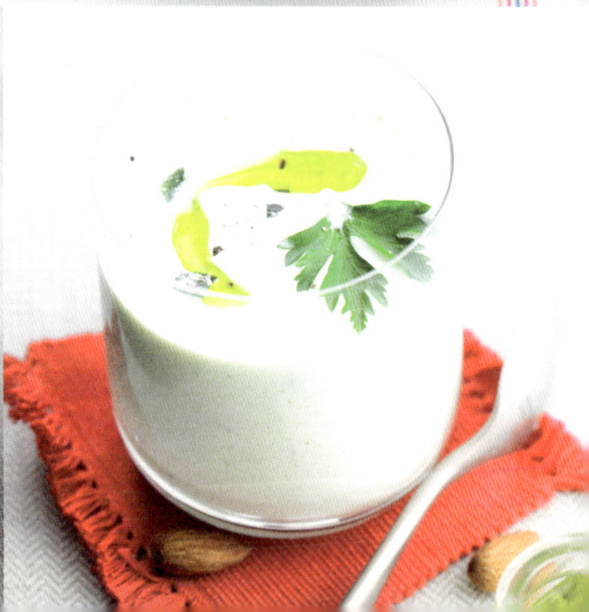

VOTRE SANTÉ EST AU MENU

LES RECETTES DE MICHEL MONTIGNAC

ENTRÉES

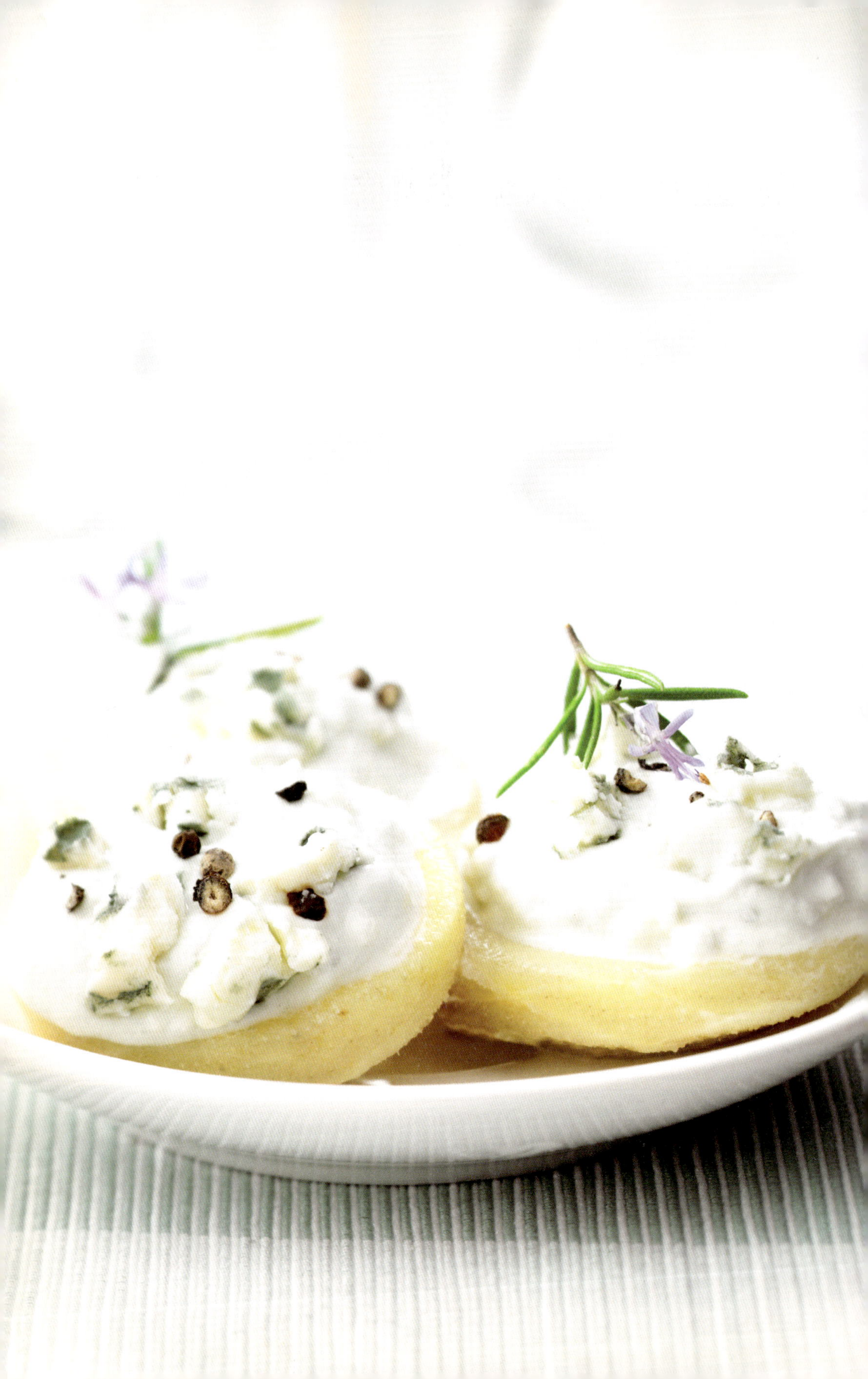

Artichauts au fromage blanc

Pour 6 personnes

Préparation : 40 minutes
Cuisson : 20/25 minutes

- 6 artichauts (ou fonds d'artichauts prêts à l'emploi)
- 125 g de roquefort
- 5 cuil. à soupe de fromage blanc à 20 % de matière grasse
- 1 citron 2 ou 3 cuil. à soupe de crème fraîche allégée
- sel, poivre, noix de muscade.

-Eplucher les artichauts et n'en conserver que les fonds. (laisser éventuellement le foin qui sera enlevé plus facilement après la cuisson).
-Les citronner pour qu'ils restent blancs et les faire cuire dans de l'eau bouillante, salée et citronnée.
-Surveiller la cuisson de manière à ce qu'ils restent fermes et les arrêter dès qu'une lame de couteau les traverse. Les égoutter une fois cuits et les laisser refroidir.
-Ecraser le roquefort, le mélanger avec le fromage blanc et la crème fraîche.
-Fouetter le tout pour le faire épaissir et assaisonner avec le poivre, la muscade et une pointe de sel.
-Remplir les fonds d'artichauts et servir.

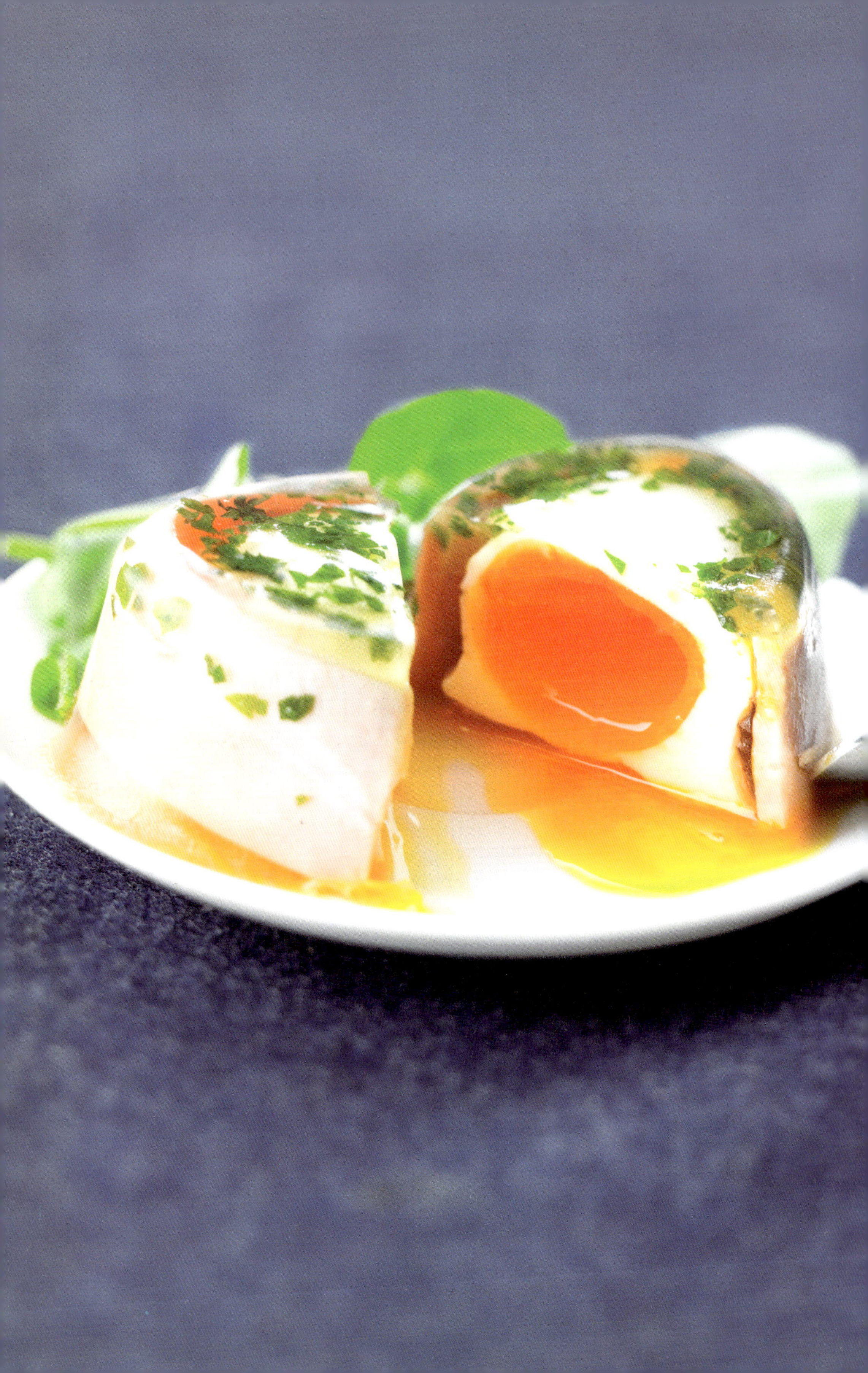

Aspic d'oeufs

Pour 6 personnes

Préparation : 30 minutes
Cuisson : 3 à 4 minutes

- 12 oeufs
- 1/4l de gelée (obtenue à partir d'un sachet prêt à l'emploi)
- 2 fines tranches de jambon blanc vinaigre d'alcool blanc

-Mettre 1 cm de gelée au fond de six ramequins avec quelques feuilles d'estragon. Faire prendre au réfrigérateur pour durcir la gelée.
-Hacher grossièrement la ciboulette et couper le jambon en losanges.
-Faire cuire les oeufs mollets (5 minutes) dans de l'eau vinaigrée et laisser refroidir.
-Les déposer dans les moules avec un peu de ciboulette et recouvrir d'un morceau de jambon.
-Verser le reste de la gelée et laisser prendre au réfrigérateur environ 3à 4 h.
-Démouler sur un plat garni de salade avant de servir.

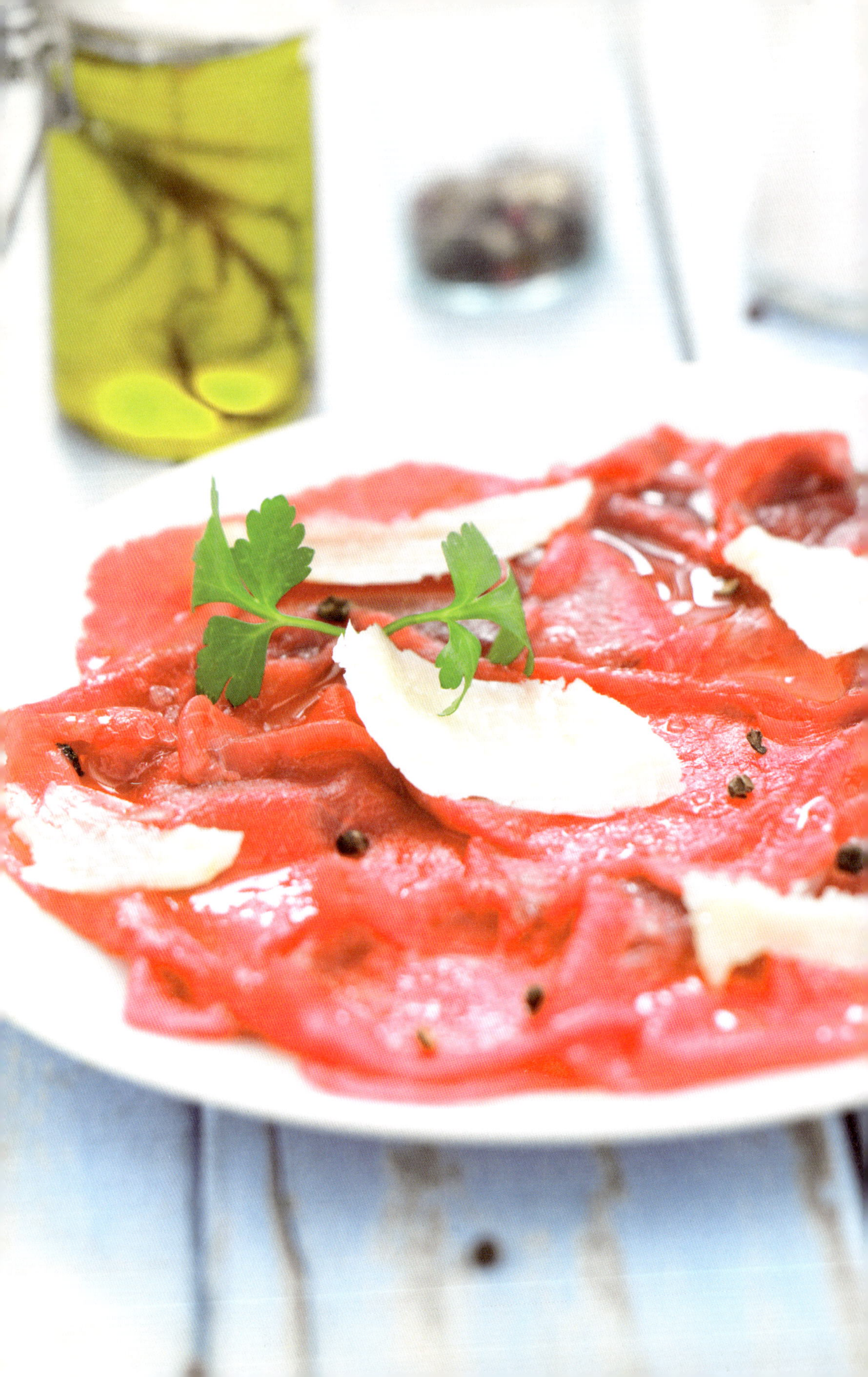

Carpaccio de bœuf

Pour 4 personnes

Préparation : 10 minutes

- 300 g de carpaccio
- huile d'olive
- fleur de sel, poivre
- herbes de provence

- Faire préparer les carpaccio par le boucher ou l'acheter tout prêt dans le rayon boucherie d'une grande surface.
- Disposer les carpaccio sur de grandes assiettes.
- Arroser d'huile d'olive (l'étendre éventuellement au pinceau pour qu'elle recouvre l'ensemble de la surface).
- Saler, poivrer et saupoudrer légèrement d'herbes de provence.
- Laisser mariner 10 à 15 minutes et servir.

Variante : en lieu et place des herbes de provence ou peu saupoudrer les carpaccio avec du parmesan.

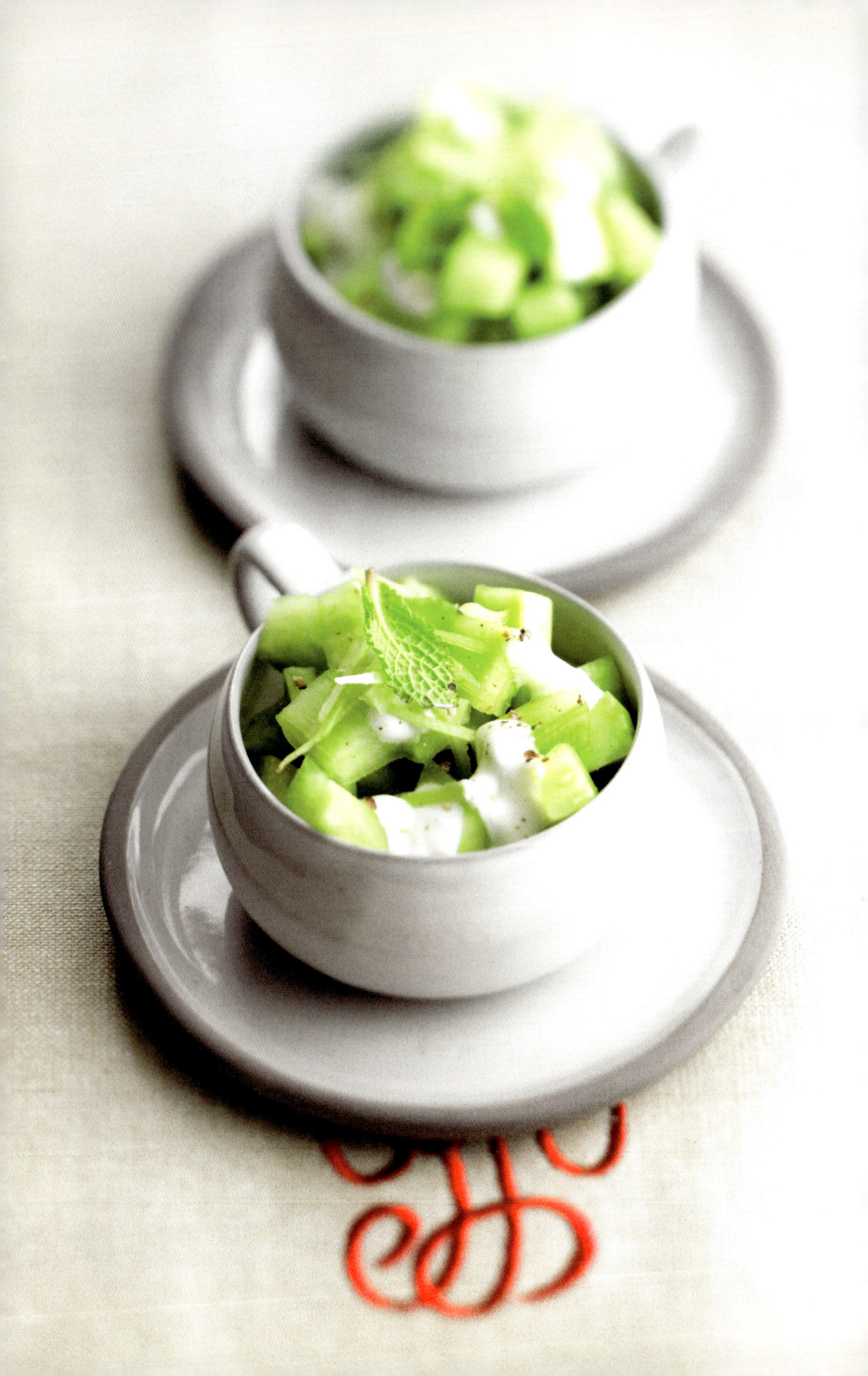

Concombre au yaourt et menthe

Pour 4 personnes

Préparation : 30 minutes

- 3 concombres
- 3 yaourts natures
- 1 cuil. à café de fenouil frais haché
- 3 cuil. à soupe d'huile d'olive
- 1 cuil. à café de menthe fraîche hachée
- 1 cuil. à café de sel
- 2 cuil. à soupe de vinaigre de vin
- 2 gousses d'ail

-Eplucher les concombres, les couper en deux, les épépiner et les découper en petits morceaux. Les faire dégorger avec du gros sel pendant 15 mn.
-Dans un bol, mélanger le vinaigre et l'ail écrasé, laisser macérer 10 mn.
-Mélanger ensuite, dans un autre bol, le yaourt, l'huile d'olive et le fenouil.
-Passer le vinaigre dans une passoire fine et l'ajouter au mélange précédent.
-Rincer les concombres et les essuyer après les avoir bien égouttés.
-Servir avec la sauce en saupoudrant de menthe hachée.

Paillasson d'oignon gratiné

Pour 4 personnes

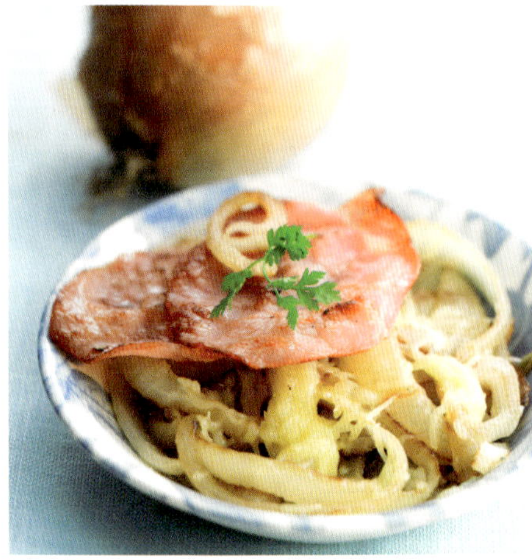

Préparation : 15 minutes
Cuisson : 20 minutes

- 8 oignons
- 400 g de gruyère râpé
- 8 tranches de bacon
- huile d'olive
- poivre

- Peler et émincer les oignons.
- Les mettre à feu doux dans une grande poêle antiadhésive avec de l'huile d'olive. Remuer fréquemment et laisser cuire doucement jusqu'à ce qu'ils soient légèrement dorés. Poivrer.
- Dégraisser en les versant sur du papier absorbant.
- Dans des assiettes individuelles creuses allant au four faire un lit d'oignons sur lequel sera répandu 100 g de gruyère par assiette.
- Etendre les deux tranches de bacon à la surface.
- Mettre à 10 cm sous le gril du four préalablement chauffé (th. 8)
- Retirer dès que la gratinée est prête et servir.

Poulet en salade

Pour 4 personnes

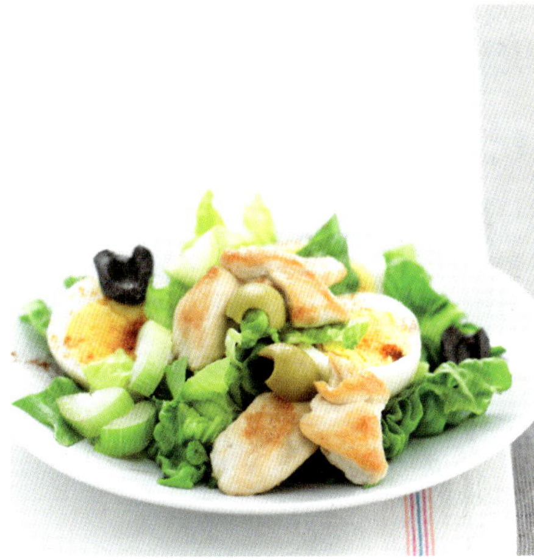

Préparation : 20 minutes
Cuisson : 20 minutes

- 1 petite laitue
- 4 branches de céleri
- 4 blancs de poulet
- 4 oeufs durs
- 24 olives vertes dénoyautées
- 24 olives noires dénoyautées
- paprika doux
- sel, poivre, vinaigrette et/ou mayonnaise
- graisse d'oie

- Faire cuire le poulet à feu très doux dans de la graisse d'oie. Saler, poivrer, pimenter. Laisser refroidir et émincer en morceaux de 1/2 cm d'épaisseur.
- Découper les plus belles feuilles de laitue en lanières.
- Couper les branches de céleri en petits morceaux.
- Couper les oeufs durs en rondelles et saupoudrer de paprika.
- Dresser les assiettes individuelles en disposant laitue, poulet, céleri, oeufs durs et olives.
- Servir en proposant le choix vinaigrette ou mayonnaise.

Salade de chou blanc aux lardons

Pour 8 personnes

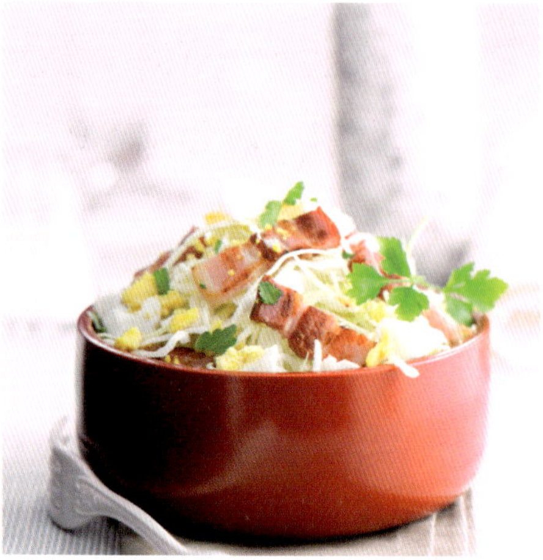

Préparation : 30 minutes
Cuisson : 5 minutes

- 1 gros chou blanc
- 400 g de poitrine fumée
- 5 oeufs durs
- persil haché
- vinaigrette:

huile d'olive, vinaigre, moutarde, sel, poivre

- Passer le chou sous l'eau du robinet après avoir éliminé les feuilles superficielles.
- L'éponger avec un torchon ou un papier absorbant.
- Le couper en deux ou en quatre. Puis, à l'aide d'un couteau bien tranchant, l'émincer finement.
- Couper les oeufs durs en deux et dégager le jaune.
- Faire un mimosa avec les jaunes en les passant dans une moulinette.
- Couper les blancs en petits cubes ou en fines lanières.
- Découper le lard en fins lardons et supprimer les extrémités les plus grasses.
- Les faire revenir tout doucement dans une poêle anti-adhésive légèrement graissée avec un peu d'huile d'olive.
- Faire une vinaigrette classique avec de l'huile d'olive, de la moutarde, du vinaigre, du sel et du poivre.
- Dresser le plat ou les assiettes individuelles en disposant d'abord le chou.
- Parsemer les cubes de blancs d' oeufs puis saupoudrer avec les jaunes en mimosa et le persil.
- Assaisonner de vinaigrette. Ajouter les lardons chauds au dernier moment.

Salade de soja aux langoustines

Pour 6 à 8 personnes

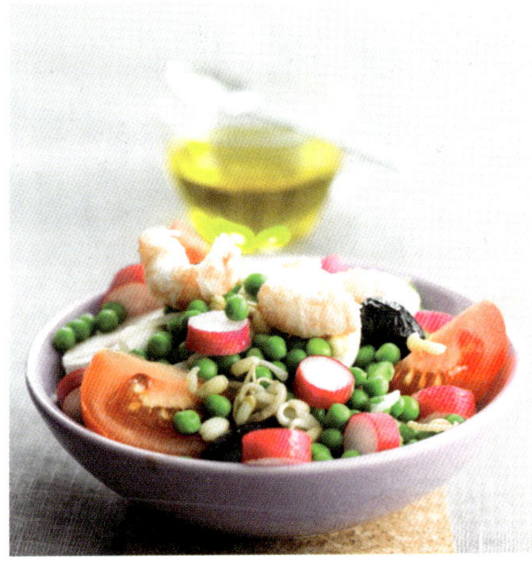

Préparation : 45 minutes
Cuisson : 20 minutes

- 0,5 kg de germes de soja
- 300 g de champignons de Paris, frais
- 250 g de petits pois surgelés
- 6 petites tomates
- 1 botte de radis
- 2 jus de citron
- 1 kg de langoustines (16 à 20 pièces)
- 100 g d'olives noires
- vinaigrette: huile d'olive, vinaigre de vin, 1 oignon, 1 gousse d'ail, sel, poivre

- Faire cuire le poulet à feu très doux dans de la graisse d'oie. Saler, poivrer, pimenter. Laisser refroidir et émincer en morceaux de 1/2 cm d'épaisseur.
- Découper les plus belles feuilles de laitue en lanières.
- Couper les branches de céleri en petits morceaux.
- Couper les oeufs durs en rondelles et saupoudrer de paprika.
- Dresser les assiettes individuelles en disposant laitue, poulet, céleri, oeufs durs et olives.
- Servir en proposant le choix vinaigrette ou mayonnaise.

Terrine de fromage aux noix

Pour 4 personnes

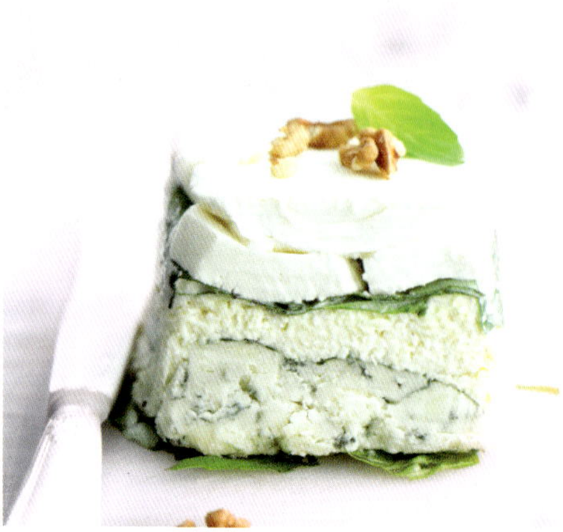

Préparation : 15 minutes
Réfrigération : 6 heures

- 150 g de fromage blanc (non battu) et bien égoutté .
- 100 g de crème de gruyère (ou fromage du même type)
- 150 g de roquefort
- 8/10 tranches de mozzarella
- 100 g de noix décortiquées
- 2 cuil. à soupe d'huile d'olive vierge
- sel, poivre, basilic frais

-Mixer le fromage blanc et la crème de gruyère pour obtenir une crème fine;
-Assaisonner de sel et de poivre.
-Mélanger à part le roquefort et l'huile d'olive.
-Tapisser un moule à cake de papier aluminium et y placer, en alternance, une tranche de mozzarella (saler, poivrer, parsemer de basilic), une couche de crème de fromage, une couche de roquefort à l'huile d'olive et des noix concassées jusqu'à ce que le moule soit rempli. Terminer par une couche de mozzarella et un tapis de basilic.
-Presser le tout avec un léger poids et faire prendre au réfrigérateur pendant au moins 6 heures. Démouler et servir bien frais.

Suggestions : Peut s'accompagner éventuellement d'un coulis de tomates fraîches additionné de cerfeuil, de ciboulette, de persil ou de basilic.

Velouté glacé au concombre

Pour 4 personnes

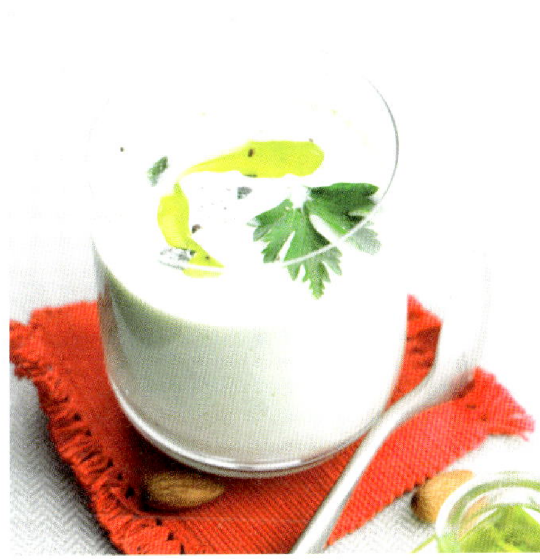

Préparation : 10 minutes

- 1 beau concombre
- 500 g de yaourt grec
- 100 g de poudre d'amande
- 2 gousses d'ail écrasées
- 3 cuil. à soupe d'huile d'olive
- 20 cl de crème fleurette
- sel, poivre blanc
- persil

- Peler le concombre. Le couper dans la longueur et l'épépiner, le découper en dés. Le saler et le faire égoutter 10 minutes. Puis le passer au mixer.
- Dans un grand bol, mélanger la purée de concombre, le yaourt, la poudre d'amande, l'ail écrasé, l'huile d'olive et la crème fleurette. Saler, poivrer.
- Mettre au réfrigérateur pendant au moins 6 heures.
- Servir dans des assiettes froides saupoudrées de persil fraîchement haché.

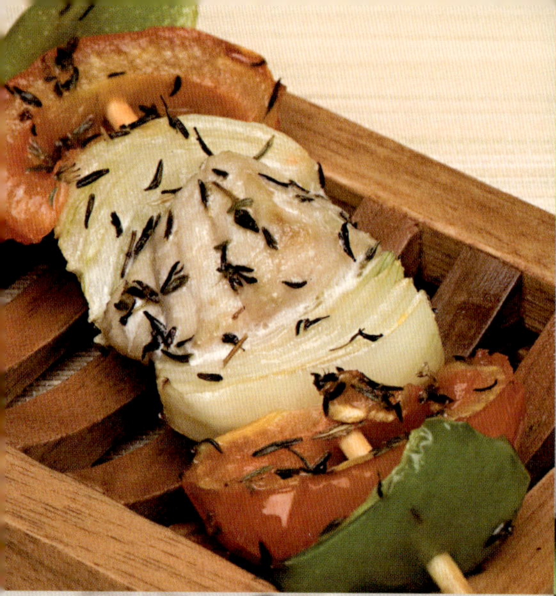
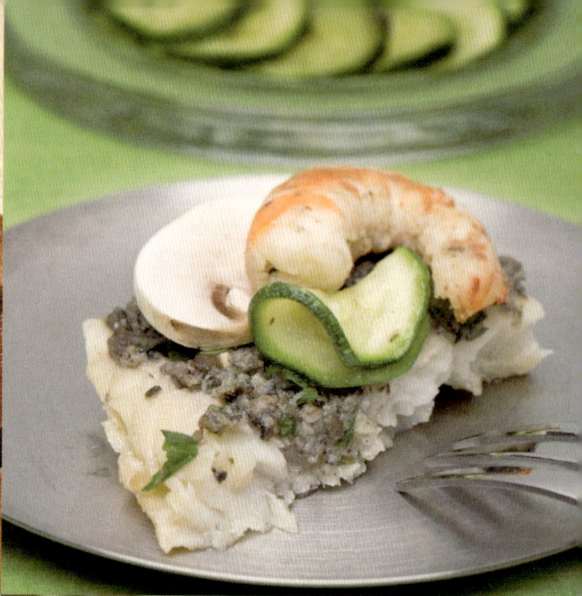
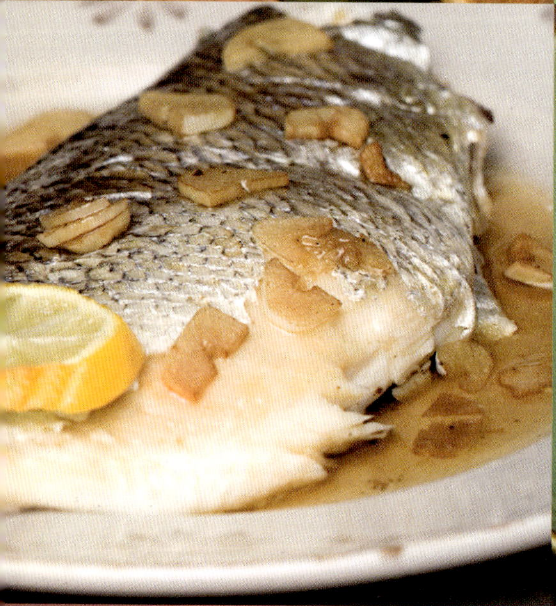
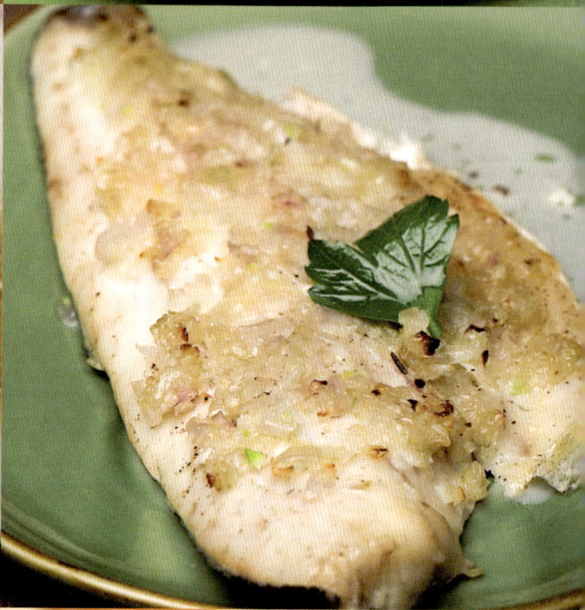
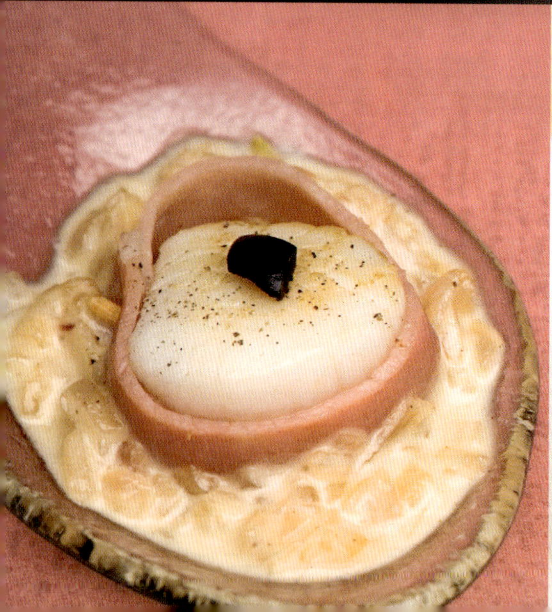
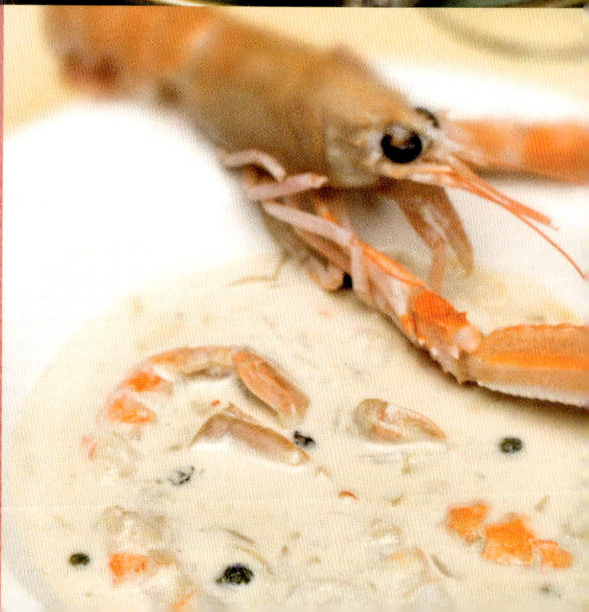

POISSONS

Brochettes d'espadon

Pour 4 personnes

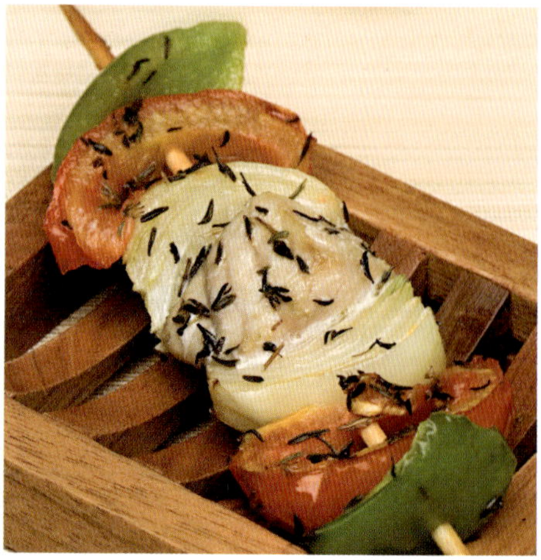

Préparation : 20 minutes
Cuisson : 15 minutes

- 1 kg d'espadon préparé
- 4 tomates
- 2 oignons
- 4 poivrons verts
- Huile d'olive
- Origan, sel, poivre
- Herbes de Provence

-Découper la chair du poisson en cube de 2.5cm environ de côté.
-Découper les tomates en huit quartiers
-Faire de même avec les oignons
-Ouvrir les poivrons, retirer les graines et couper des morceaux de 2 à 3 cm de côté.
-Monter les brochettes dans l'ordre suivant : poivron, tomate, oignon, espadon, oignon, tomate...
-Les disposer dans un plat allant au four.
-Asperger les huiles d'olive et saupoudrer de quelques herbes de Provence.
-Rajouter sel, poivre et origan.
-Mettre à cuire à 10cm en dessous du gril. Retourner régulièrement en arrosant avec le jus de cuisson.

Cabillaud farci

Pour 4 personnes

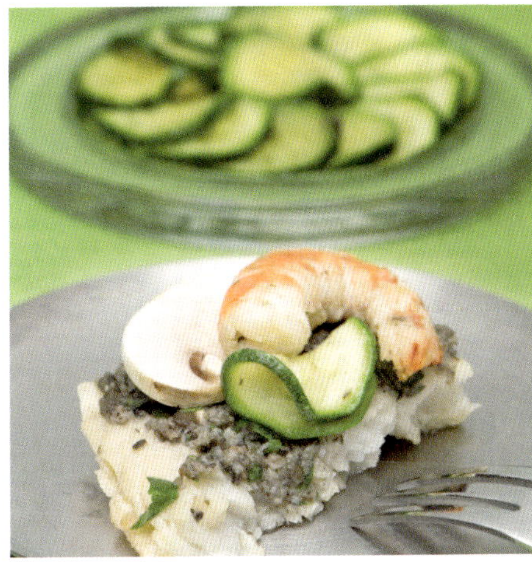

Préparation : 35 minutes
Cuisson : 25 minutes

- 1 kg de cabillaud pris dans la queue (ou l'équivalent en filets)
- 400 g de crevettes roses
- 250 g de champignons de Paris, frais
- sauce de soja
- cerfeuil, coriandre, persil
- 2 verres de vin blanc sec
- 1 kg de courgettes
- 2 oignons
- huile d'olive

-Découper le cabillaud en deux pour en retirer l'arête centrale. Enlever ensuite la peau des filets. Décortiquer les crevettes et en conserver six pour la décoration.
-Equeuter et laver les champignons, les mixer avec les crevettes, le persil, le cerfeuil et la moitié du coriandre. Ajouter un peu de sauce de soja.
-Etaler cette farce sur les filets de cabillaud. Déposer au fond d'un plat les oignons coupés en rondelles, y verser 2 cuil. à soupe d'huile d'olive et y déposer les filets de poisson, enduits de farce.
-Ajouter les crevettes mises de côté et le persil. Arroser de vin blanc et faire cuire à four chaud, à 200 C° (th. 6), pendant 25 mn. Eplucher les courgettes, les couper en rondelles fines et les faire dégorger pendant 1 heure avec du gros sel. Les faire revenir à feu vif avec un peu d'huile d'olive. Quand elles sont juste molles, les saupoudrer de coriandre fraîche ciselée et assaisonner de sel et de poivre. Servir le poisson accompagné des courgettes.

Dorades à la basquaise

Pour 4 personnes

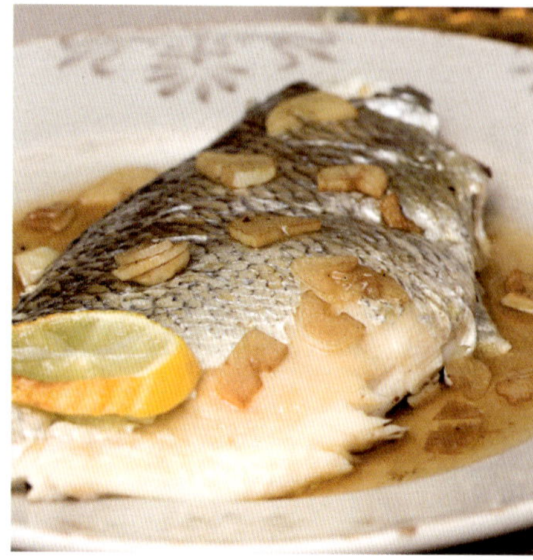

Préparation : 20 minutes
Cuisson : 25 minutes

- 2 dorades de 600 à 700g chacune
- 5 gousses d'ail
- ½ verre de vinaigre de Xérès
- 2 citrons
- Huile d'olive
- 1 bouquet de persil
- Sel, poivre, piment.

-Demander à votre poissonnier d'écailler et de vider les dorades.
-Les farcir de persil et de 2 ou 3rondelles de citron. Saler, poivrer et pimenter.
-Mettre au four (th.6 - 190°) dans un plat après les avoir badigeonnées d'huile d'olive. Faire cuire pendant 20 minutes en les retournant à mi-cuisson.
-Ouvrir les dorades en dégageant l'arête centrale. Arroser de jus de citron et réserver au chaud.
-Couper l'ail en fines lamelles et les faire blondir à feu doux dans 3 cuillères à soupe d'huile d'olive. Saler, poivrer, pimenter. Rajouter au dernier moment le vinaigre de Xérès.
-Après 30 secondes de cuisson, jeter ce mélange bouillant sur les dorades, que l'on aura préalablement disposées sur des assiettes chaudes.

Filets de bar à la sauce d'échalotes

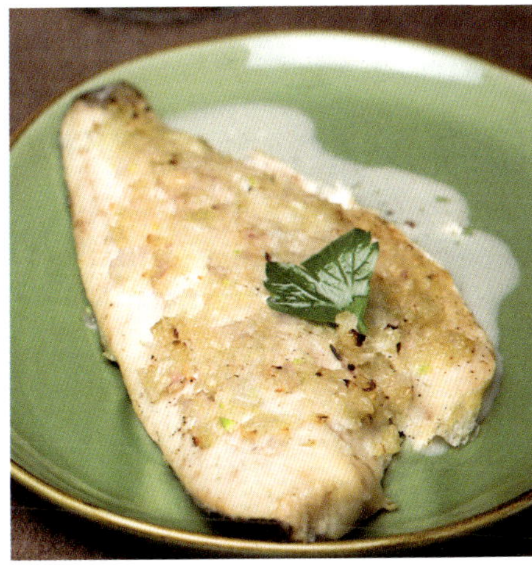

Pour 4 personnes

Préparation : 20 minutes
Cuisson : 55 minutes

- 1kg de filets de bar
- 4 échalotes
- 2 cuillère à soupe d'huile d'olive
- 20cl de crème fleurette

Pour le fumet :

- La tête et l'arête centrale du poisson
- 1 oignon
- 1 branche de céleri
- 1 bouquet garni
- ½ verre de vin blanc
- ½ verre de vinaigre de vin rouge
- Sel, poivre

- Demander au poissonnier de préparer les filets, mais penser à récupérer la tête et l'arête centrale pour la préparation du fumet.
- Pour préparer le fumet, découper l'oignon, le céleri et le persil.
- Plonger le tout, ainsi que le bouquet garni, dans 1.5 litre d'eau et faire bouillir pendant 30 minutes. Saler, poivrer, ajouter le vin blanc et le vinaigre. Laisser refroidir et passer le tout dans un chinois.
- Mettre la tête de poisson et les morceaux d'arête dans le bouillon. Porter à ébullition puis laisser frémir pendant 15 minutes. Passer au chinois et continuer à faire réduire à petit feu, jusqu'à ce qu'il ne reste que l'équivalent d'un verre.
- Faire une purée d'échalotes et la mélanger avec l'huile d'olive.
- Dans un plat allant au four légèrement huilé, déposer les filets côté peau. Saler et poivrer. Etaler l'échalote mélangée à l'huile d'olive sur les filets.
- Mettre au four à 10 cm sous le gril pendant 6 à 7 minutes.
- Mélanger le verre de fumet avec la crème fleurette, saler et poivre. Verser le tout sur les filets de bar et laisser cuire encore une minute.
- Servir en nappant les filets avec la sauce.

Filets de saumon en papillotes et purée de poivrons

Pour 4 personnes

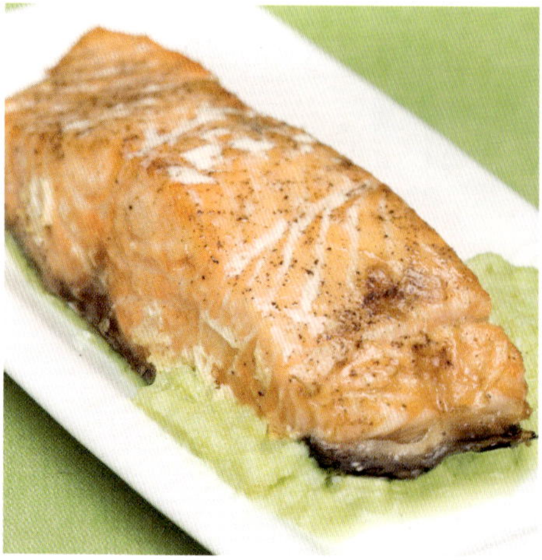

Préparation : 15 minutes
Cuisson : 45 minutes

- 4 filets de saumon de 150 g
- 2 oignons nouveaux
- 2 cuil. à soupe de crème fraîche allégée
- 4 à 5 poivrons verts
- 1 citron
- 5 cuil. à soupe de vin blanc sec
- sel, poivre

-Envelopper les poivrons dans du papier aluminium et les faire cuire à four chaud (th. 8-9), 250°, pendant 45 mn. Pendant ce temps, faire cuire les oignons émincés dans le vin blanc jusqu'à ce qu'il s'évapore.
-Saler et poivrer le poisson et l'arroser de quelques gouttes de citron.
-L'enfermer ensuite dans des papillotes de papier aluminium. Faire cuire à four chaud (th. 8-9), 250°, pendant 15 mn.
-Eplucher les poivrons, les couper en morceaux et les mixer avec les oignons et la crème fraîche. Rectifier l'assaisonnement et présenter le saumon entouré de sa purée de poivrons.

Filets de sole à la crème de soja

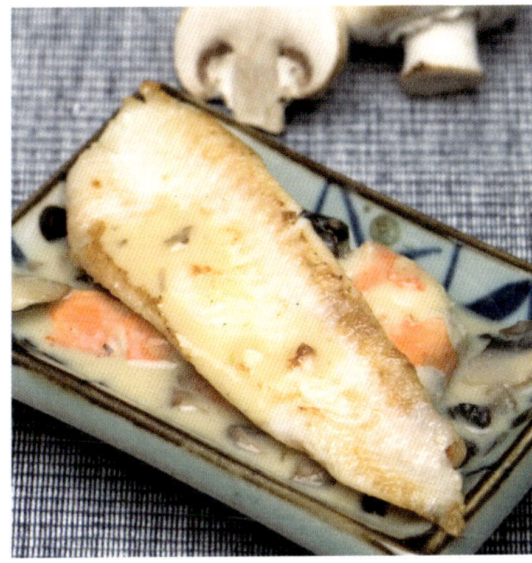

Pour 4 personnes

Préparation : 20 minutes
Cuisson : 20 minutes

- 4 beaux filets de sole
- Le jus d'un citron
- 150g de champignons de Paris
- 20cl de crème de soja
- 100g de crevettes décortiquées
- 1 jaune d'œuf
- Huile d'olive
- Sel, poivre du moulin
- 1 cuillère à soupe de persil frais

- Passer les filets de sole à l'eau du robinet et bien les faire sécher sur le papier absorbant.
- Les mettre dans une poêle antiadhésive contenant 2 cuillérées à soupe d'huile d'olive. Les arroser de jus de citron. Saler et poivrer. Les faire cuire des deux côtés à feu très doux.
- Laver les champignons et les couper en fin lamelles. Les faire revenir à feu très doux dans 2 cuillères à soupe d'huile d'olive.
- En fin de cuisson, vider l'huile de cuisson et l'eau de dégorgement et ajouter la crème de soja, mélangée préalablement dans un bol avec le jaune d'œuf. Saler et poivrer. Ajouter les crevettes.
- Continuer la cuisson à feu doux pendant quelques minutes en remuant continuellement.
- Dés que c'est chaud, napper les filets de soles dressés sur les assiettes. Saupoudrer de persil et servir.

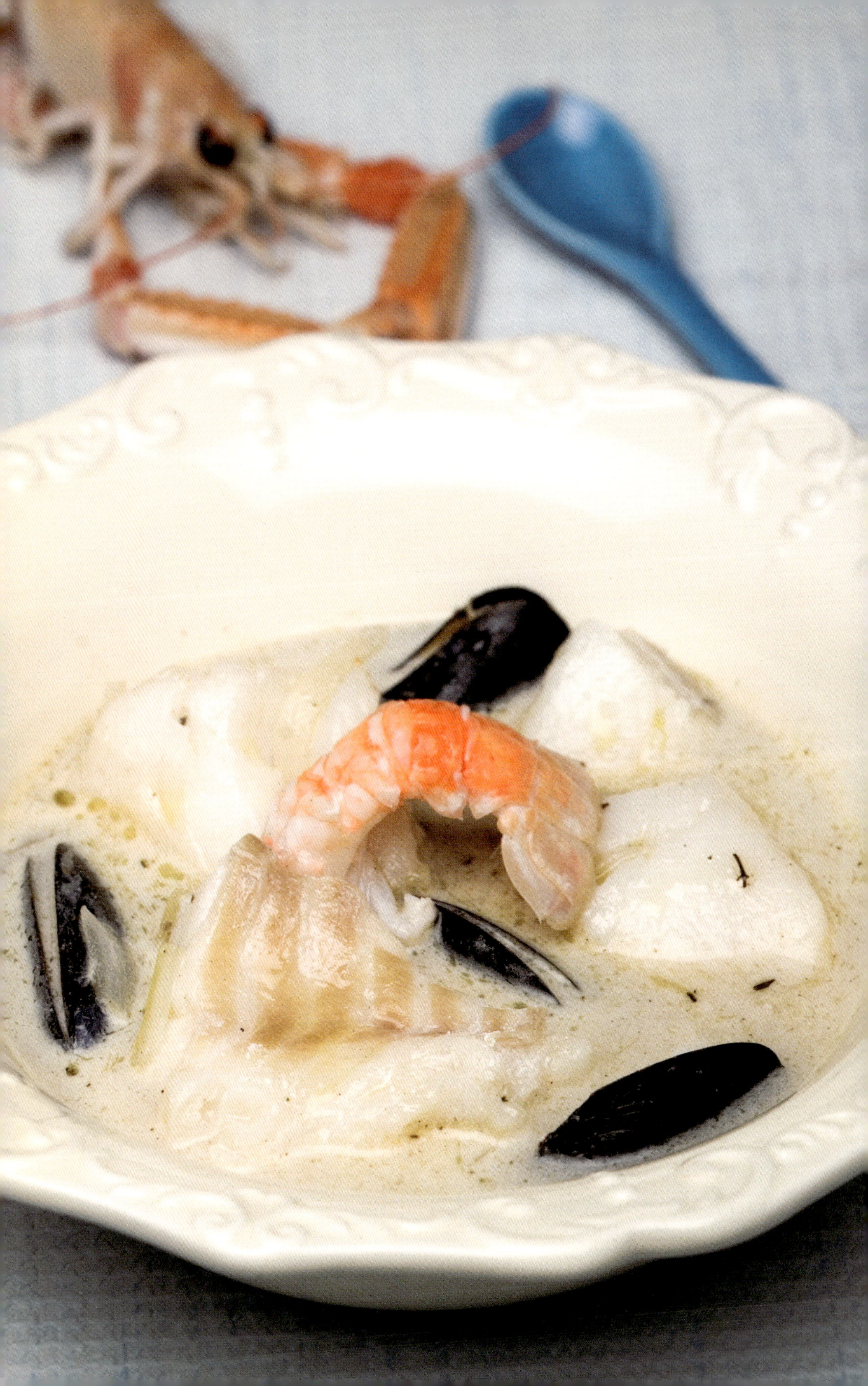

Nage de poisson et fruits de mer

Pour 5-6 personnes

Préparation : 30 minutes
Cuisson : 40 minutes

- 2 kg de poissons divers (lotte, congre, daurade, merlu, mulet, cabillaud ...)
- 12 langoustines
- 1 litre de moules
- 4 blancs de poireaux
- 1 côte de céleri effeuillé
- 1 oignon, 3 échalotes, 3 gousses d'ail
- 1 bouquet garni
- 3 cuillères à soupe de crème fraîche
- Huile d'olive
- Gros sel, poivre en grains, piment de Cayenne

- Faire vider, écailler, parer les poissons par le poissonnier et les faire couper en tronçons. Faire également préparer les moules.
- Peler, laver et émincer finement la côte de céleri, les blancs de poireaux, l'oignon, les échalotes et l'ail.
- Dans une grande cocotte, mettre 3 cuillerées à soupe d'huile d'olive et faire revenir les légumes pendant 5 minutes.
- Mouiller avec 1.5 litre d'eau. Ajouter le bouquet garni, du sel, du poivre en grains et 3 pincées de piment de Cayenne. Laisser frémir 15 à 20 minutes à découvert.
- Mettre d'abord dans la nage les morceaux de poisson à chair ferme (lotte, congre). Laisser pocher 5 minutes. Ajouter ensuite les poissons à chair tendre (merlan, cabillaud, daurade, mulet ...).
- Ajouter les moules et les langoustines 2 minutes après. Laisser cuire encore 3 à 5 minutes.
- Avec l'écumoire, récupérer le poisson et les crustacés. Les réserver au chaud dans un plat creux ou une soupière.
- Retirer le bouquet garni, rectifier l'assaisonnement et rajouter la crème fraîche. Faire cuire 1 ou 2 minutes et verser sur les poissons.
- Servir immédiatement.

Noix de Saint-Jacques au jambon

Pour 4 personnes

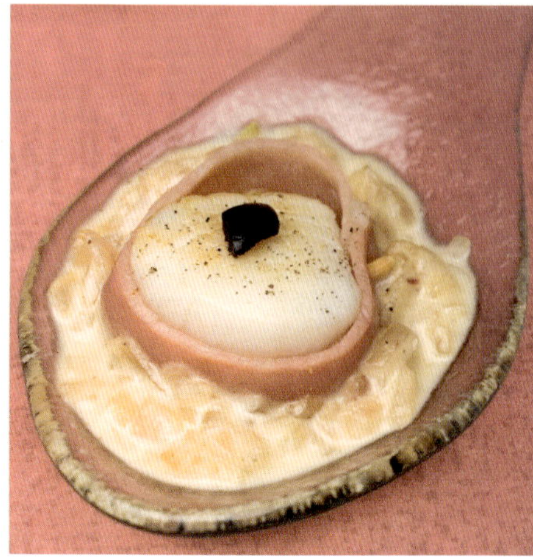

Préparation : 10 minutes
Cuisson : 25 minutes

- 16 noix de Saint-Jacques crues
- 1 cuil. à soupe d'huile d'olive
- 1 échalote
- 150 g de jambon cru
- 4 cuil. à soupe de crème fraîche allégée
- 1 verre de vin blanc sec
- sel, poivre

- Faire revenir l'échalote hachée dans l'huile d'olive.
- Ajouter les noix de Saint-Jacques, les faire dorer 2 mn seulement. - Assaisonner de sel et de poivre. Ajouter le vin blanc et le jambon coupé en grosses lanières. Laisser mijoter 1/4 h à feu doux.
- Ajouter la crème juste avant de servir.

Queues de langoustines au poivre vert

Pour 4 personnes

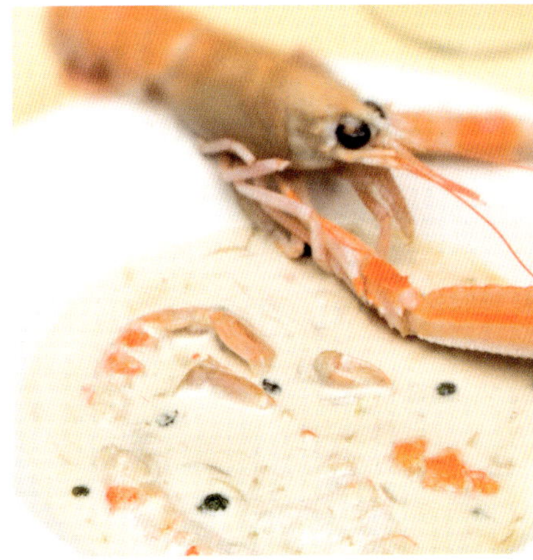

Préparation : 25 minutes
Cuisson : 20 minutes

- 1/2 kg de langoustines
- 3 échalotes émincées
- 20 cl de vin blanc sec
- 50 g de crème fraîche
- 2 cuil. à soupe de poivre vert

- Faire blondir les échalotes dans un faitout dans une cuillère d'huile d'olive.
- Ajouter le vin blanc et laisser mijoter 2 minutes.
- Ajouter ensuite les langoustines et laisser cuire à feu vif pendant 5 minutes.
- Retirer les langoustines et les réserver sur un plat de service.
- Faire réduire de moitié le jus de cuisson après avoir rajouté le poivre.
- Ajouter la crème fraîche et faire cuire encore deux minutes. Réserver au chaud.
- Décortiquer les queues de langoustines. Les ajouter à la sauce et chauffer 2 à 3 minutes avant de servir dans des assiettes creuses.

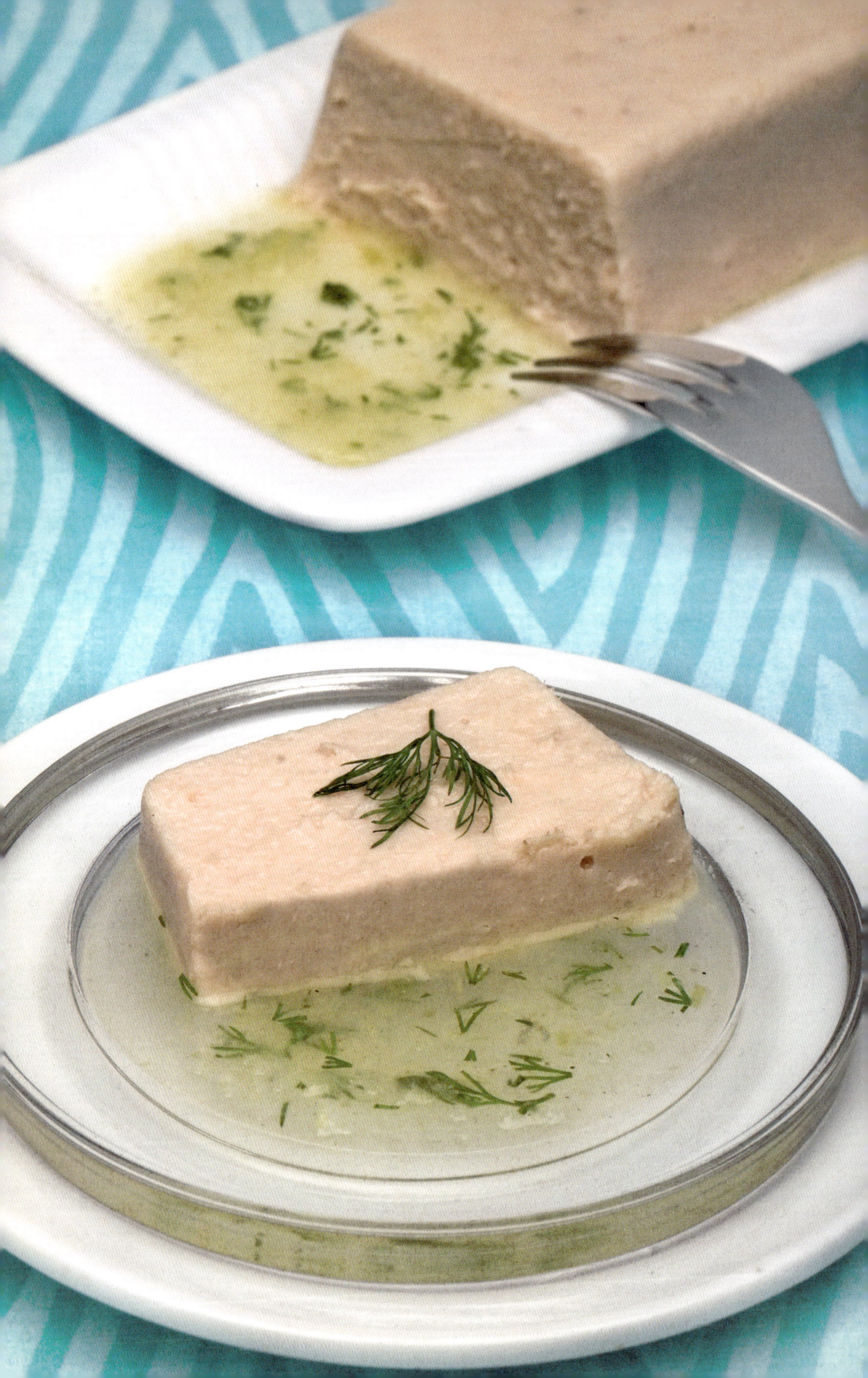

Terrine de truite au fenouil

Pour 4 personnes

Préparation : 1 heure
Cuisson : 20 minutes
Réfrigération : 12 h

- 1 petite truite de mer d'1 kg environ
- 20 cl de crème épaisse allégée
- 1/4 de litre de gelée (en sachet)
- 2 branches de thym
- 3 feuilles de laurier
- 1 gros oignon piqué de 3 clous de girofle
- 1 gousse d'ail
- 600 g de fenouil
- 1 citron vert
- 2 cuil. à soupe d'huile d'olive
- l botte d'aneth
- sel, poivre en grains

- Faire cuire la truite au court-bouillon avec du sel, du poivre en grains, l'oignon piqué, le laurier, le thym et la gousse d'ail
- Quand l'eau bout, compter 10 mn de cuisson à feu doux. Retirer du feu et laisser refroidir la truite dans ce bouillon. Nettoyer le fenouil et retirer les tiges trop dures.
- Couper chaque tige en deux et les faire cuire à l'autocuiseur pendant 10 mn.
- Passer le bouillon au tamis et l'utiliser pour confectionner la gelée suivant le mode d'emploi indiqué sur le paquet. Débarrasser la truite de sa peau et de ses arêtes et écraser la chair, avec une fourchette. Ajouter la moitié de la gelée légèrement refroidie et mouliner le tout. Ajouter ensuite le reste de la gelée, ainsi que la crème battue, le sel et le poivre. Mouiller un moule à cake, le remplir de la préparation et laisser prendre au réfrigérateur une journée.
- Ecraser le fenouil au moulin en ajoutant le jus de citron.
- Passer cette purée au tamis afin d'obtenir un coulis et assaisonner de sel, de poivre et d'aneth ciselé. Mettre au frais. Sortir la mousse 15 mn avant de servir, démouler au dernier moment et présenter en tranches épaisses avec le coulis de fenouil.

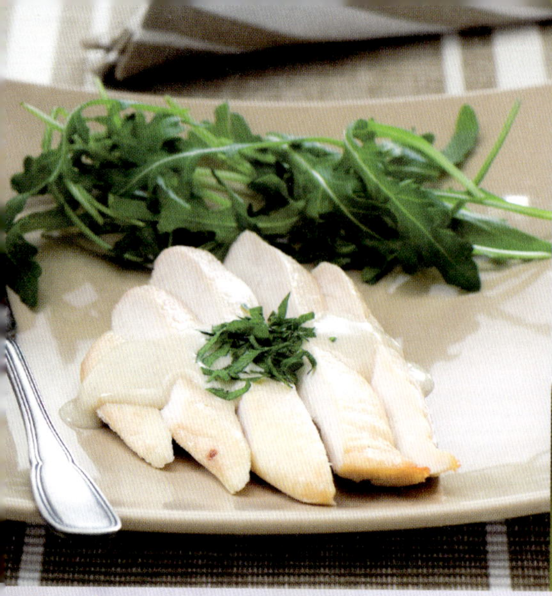
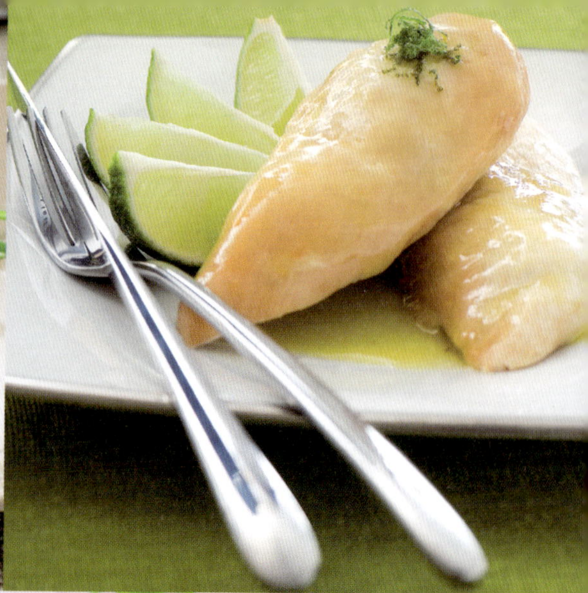
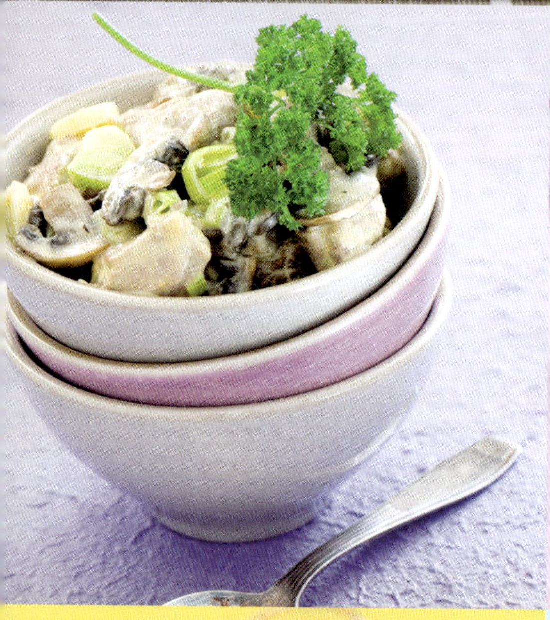
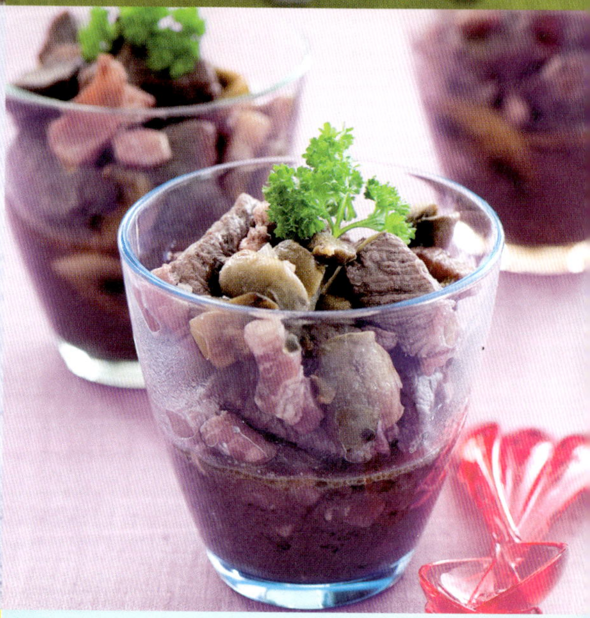
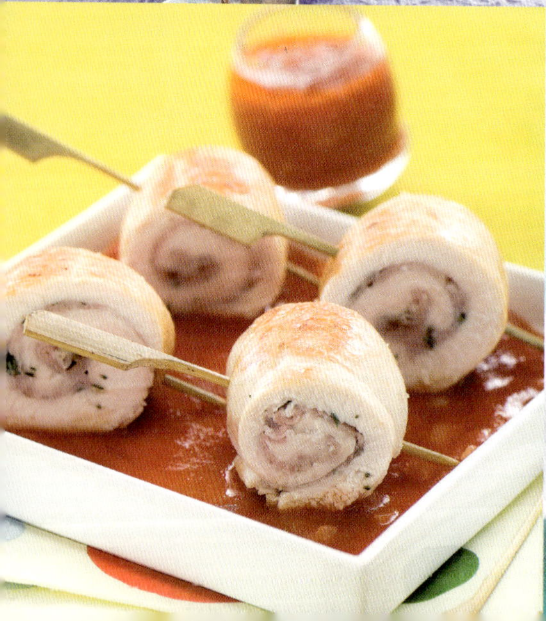
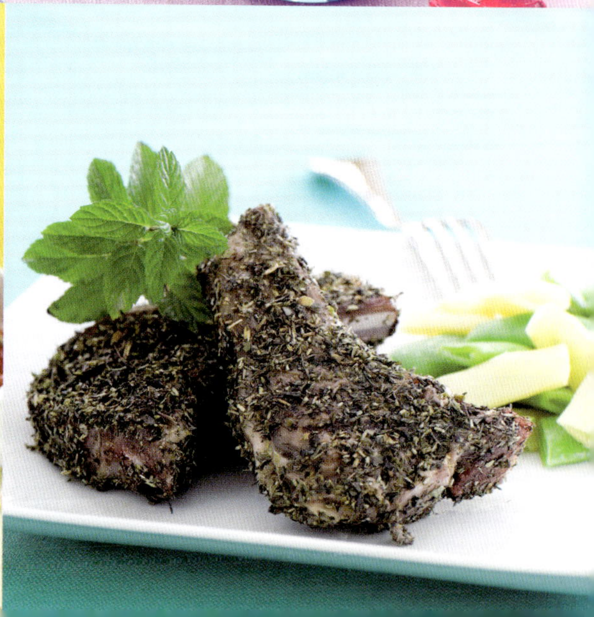

VOTRE SANTÉ EST AU MENU

LES RECETTES DE MICHEL MONTIGNAC

VIANDES

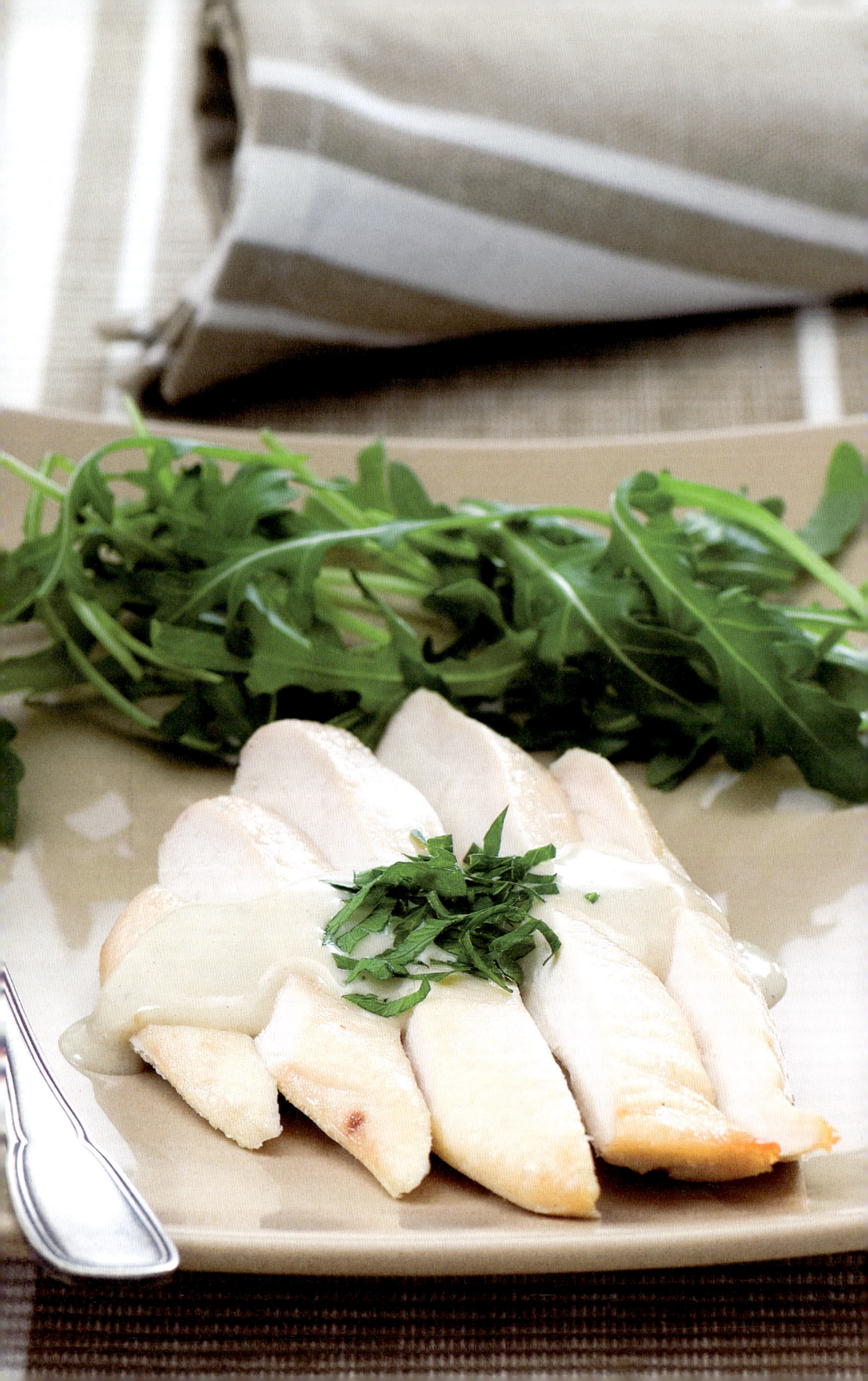

Blanc de poulet à la crème d'ail

Pour 4 personnes

Préparation : 20 minutes
Cuisson : 1 heure

- 4 blancs de poulet
- 2 têtes d'ail
- 30 cl de crème de soja
- graisse d'oie
- sel, poivre, piment doux d'Espagne
- piment de Cayenne
- 1 bouquet de persil

- Préparer les gousses d'ail et les faire cuire dans le cuit-vapeur pendant 30 minutes.
- Mettre les blancs de poulet dans un plat allant au four. Les badigeonner de graisse d'oie.
Saler, poivrer et saupoudrer légèrement de piment de Cayenne.
- Mettre au four à th. 6 (190 °) pendant 20, 25 minutes.
- Passer les gousses d'ail au mixer avec la crème de soja. Saler, poivrer et ajouter l'équivalent d'1/2 cuillère à café de piment doux d'Espagne.
- Sortir les blancs de poulet du four et les couper dans la largeur en morceaux de 1 cm à 2 cm de large. Redisposer dans le plat de cuisson.
- Napper avec la crème d'ail et laisser à four tiède th. 3 (100 °) pendant 10 à 15 minutes.
- Servir après avoir saupoudré de persil haché.

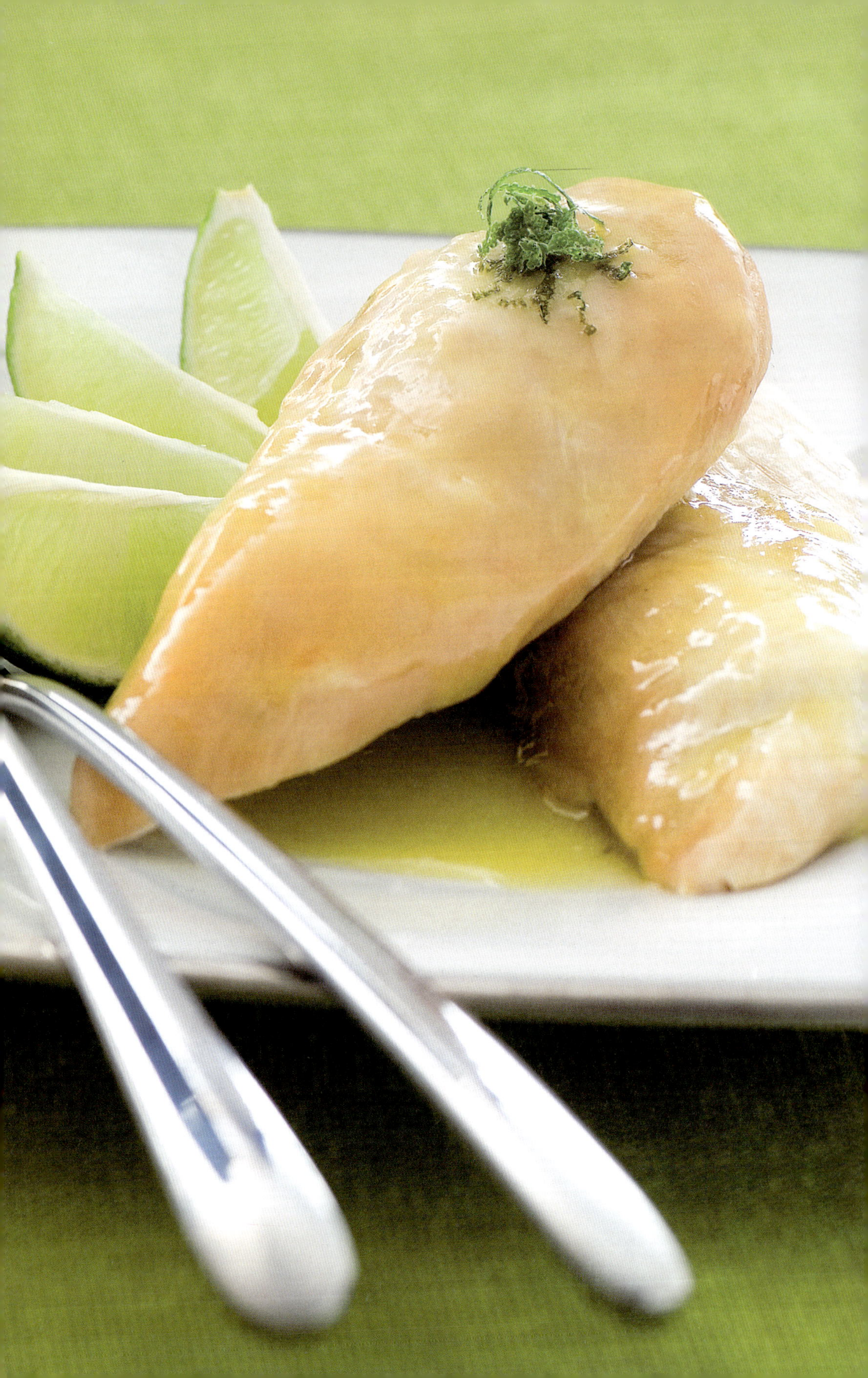

Blanc de poulet aux citrons verts

Pour 4 personnes

Préparation : 15 minutes
Cuisson : 45 minutes

- 4 blancs de poulet
- 5 gousses d'ail
- 3 citrons verts
- 4 cuil. à soupe d'huile d'olive
- sel, poivre, piment de Cayenne

- Dans un saladier, faire une marinade avec le jus des citrons, l'huile d'olive, l'ail écrasé, sel et poivre. Bien mélanger.
- Saupoudrer les blancs de poulet de piment de Cayenne et les plonger dans la marinade.
- Mettre au réfrigérateur pendant quelques heures en les remuant périodiquement.
- Egoutter les blancs de poulet et les mettre dans un plat de cuisson au four préalablement chauffé à th. 6 (190°) pendant 30 minutes.
- Pendant ce temps, mettez la marinade dans une casserole, porter à ébullition, et faire réduire jusqu'à obtention d'une sauce épaisse.
- Servez les blancs de poulet nappée de la sauce.

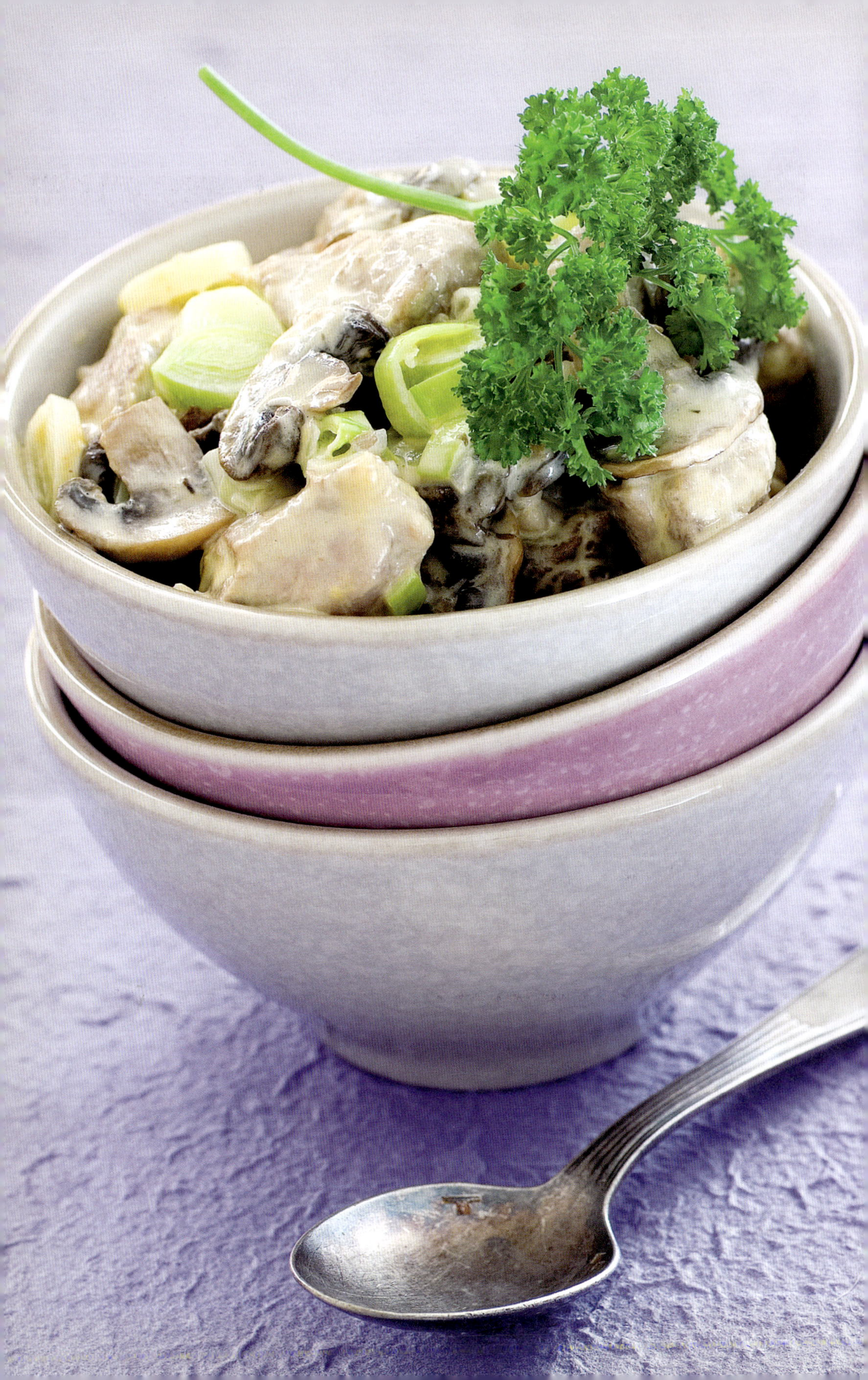

Blanquette de veau à la Montignac

Pour 5 personnes

Préparation : 30 minutes
Cuisson : 1 heure 15

- 1,5 kg d'épaule de veau sans gras et sans os
- 1 kg de champignons de Paris
- 8 poireaux
- 3 oignons, 4 gousses d'ail, 1 bouquet garni
- concentré de bouillon de veau (3 cubes)
- 40 cl de crème fleurette
- 2 jaunes d'oeuf
- le jus de 2 citrons
- 3 cuil. à soupe de persil frais haché

- Dans une casserole faire 1,5 l de bouillon de veau. Réserver.
- Préparer les légumes : laver et tronçonner les poireaux, nettoyer les champignons et les émincer, émincer les oignons et l'ail.
- Faire revenir les morceaux de viande à feu doux dans une cocotte avec de la graisse d'oie. Saler et poivrer.
- Mettre tous les légumes sur la viande ainsi que le bouquet garni.
- Recouvrir de bouillon et porter à ébullition puis laisser cuire à feu doux pendant 1 h 15.
- Avec un écumoire, récupérer l'équivalent d'un gros bol de légumes (champignons, poireaux, oignons) bien les égoutter et les passer au mixer pour en faire une purée.
- Mettre cette purée à feu très doux dans une casserole avec la crème fleurette.
- Rajouter 2 jaunes d'oeufs et remuer sans cesse avec le fouet pendant quelques minutes. Dès que l'on s'aperçoit que la crème commence à s'épaissir sortir de la flamme et continuer à tourner pendant 1 à 2 minutes.
- Vider grossièrement les 3/4 du bouillon de la cocotte, pour qu'il ne reste que la viande, le légumes et un fond de liquide de cuisson. Enlever le bouquet garni.
- Rajouter la sauce par dessus et bien mélanger en laissant au chaud pour maintenir a température sans poursuivre la cuisson.
- Servir dans des assiettes chaudes.

Bourguignon

Pour 5 personnes

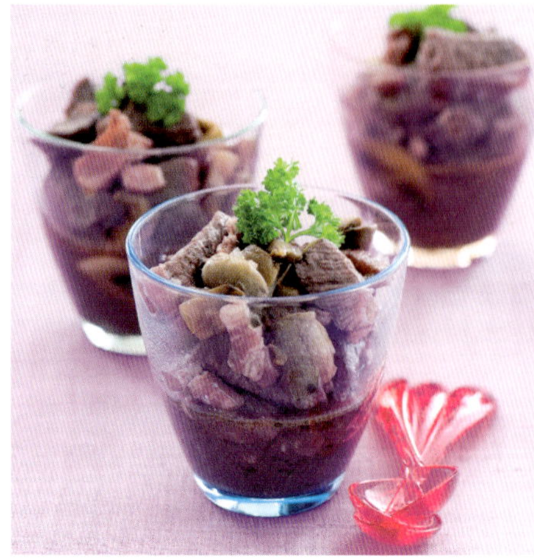

Préparation : 15 minutes
Cuisson : 2 heures 50 minutes

- 1 kg 1/2 de boeuf en morceau de 4 cm de côté
- 200 g de lardons
- 350 g de champignons
- 25 cl de vin rouge tanique (Corbières, Côtes du Rhône ...)
- 10 petits oignons
- 25 cl de bouillon de viande instantané
- 1 bouquet garni
- 1 branche de persil
- graisse d'oie

- Faire fondre les lardons dans une poêle. Ajouter les oignons entiers. Lorsqu'ils sont bien dorés, les retirer et réserver.
. Dans une grande cocotte, faire chauffer 3 cuillères à soupe de graisse d'oie. Y faire revenir les morceaux de viande. Lorsqu'ils sont bien dorés, verser le bouillon.
- Mettre les lardons et les oignons dans la cocotte. Verser le vin rouge, saler, poivrer et ajouter le bouquet garni. Couvrir et laisser cuire à petit feu pendant au moins 2 heures.
- Dans une casserole à part, faire cuire les champignons émincés dans une louche du bouillon de la cocotte pendant 15 minutes. Passer la moitié des champignons au mixer en mouillant avec le jus de cuisson. Mettre le tout dans la cocotte.
- Laisser cuire 30 minutes à découvert. Retirer le bouquet garni, ajuster l'assaisonnement et servir dans un plat creux parsemé de persil frais haché.

Côtes d'agneau à la menthe

Pour 4 personnes

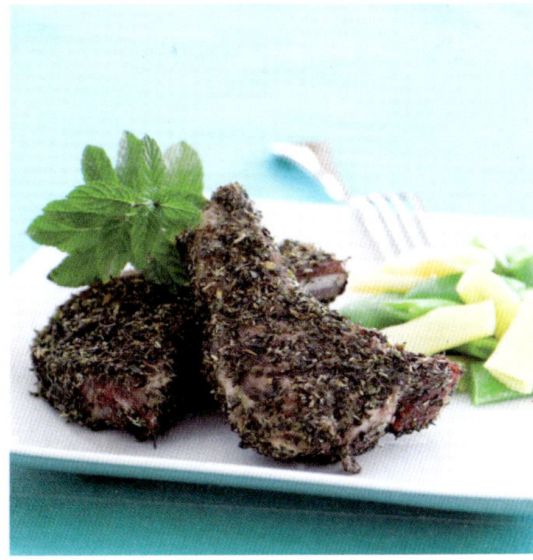

Préparation : 10 minutes
Cuisson : 10 minutes

- 8 côtelettes d'agneau
- 1 cuil. à soupe d'huile d'olive
- herbes de provence
- sel, poivre
- quelques feuilles de menthe

-Badigeonner les côtelettes avec de l'huile d'olive et laisser macérer 15 à 20 mn.
- Mélanger les herbes de provence avec une partie de la menthe finement hachée. Passer ensuite les côtelettes dans les herbes de manière à ce qu'elles soient entièrement recouvertes.
- Puis les faire cuire au gril bien chaud et les servir décorées de feuilles de menthe.

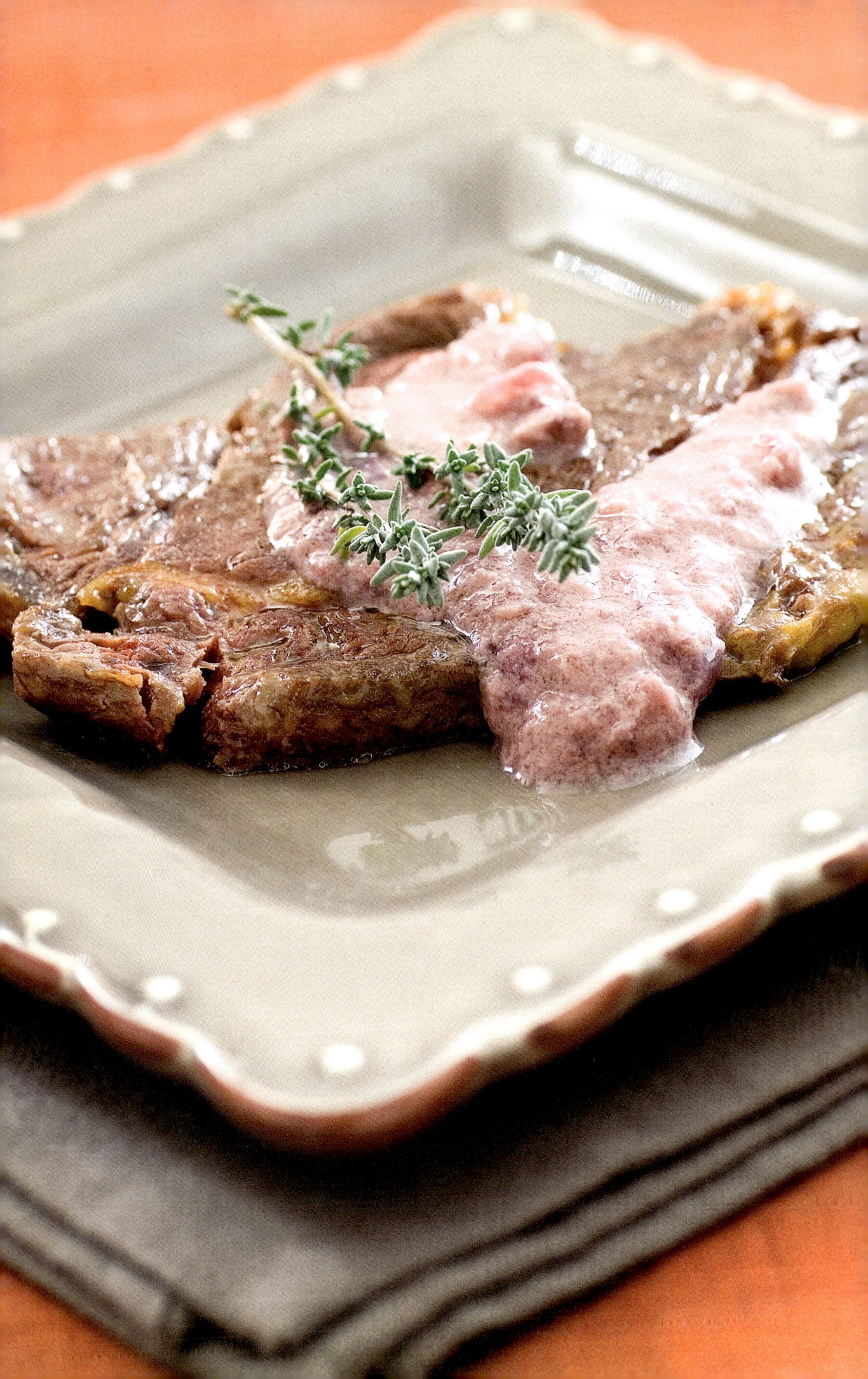

Entrecôte à la bordelaise

Pour 4 personnes

Préparation : 15 minutes
Cuisson : 30 minutes

- 2 entrecôtes épaisses 500 g chacune de 4 cm d'épaisseur

Pour la sauce bordelaise :

- 20 cl de bordeaux rouge
- 10 cl de bouillon de viande instantané bien fort
- 100 g de champignons de Paris en boîte
- 5 échalotes hachées
- 4 cuil à soupe de graisse d'oie
- 1 branche de thym
- 2 feuilles de laurier
- 1 bouquet de persil haché
- sel, poivre.

- Dans une cocotte faire chauffer 2 cuillères à soupe de graisse d'oie. Y jeter les échalotes que l'on fera légèrement dorer pendant 2 ou 3 minutes. Mouiller avec le vin rouge. Ajouter le thym, le laurier et le bouillon. Saler, et poivrer généreusement. Faire réduire de moitié à feu vif à découvert.
- Passer les champignons égouttés au mixer avec un peu d'huile d'olive pour en faire une purée. Ajouter cette purée à la sauce dans la cocotte.
- Dans une grande poêle faire chauffer le reste de graisse d'oie. Y faire saisir les deux entrecôtes de chaque côté en salant et poivrant et en laissant cuire d'une manière variable selon la cuisson désirée (bleu, saignant, à point).
- Déglacer la poêle avec un peu de vin rouge et ajouter le déglaçage à la sauce.
- Découper les entrecôtes en 4 ou 8 morceaux et dresser sur un plat de service chaud.
- Napper avec la sauce bordelaise et servir.

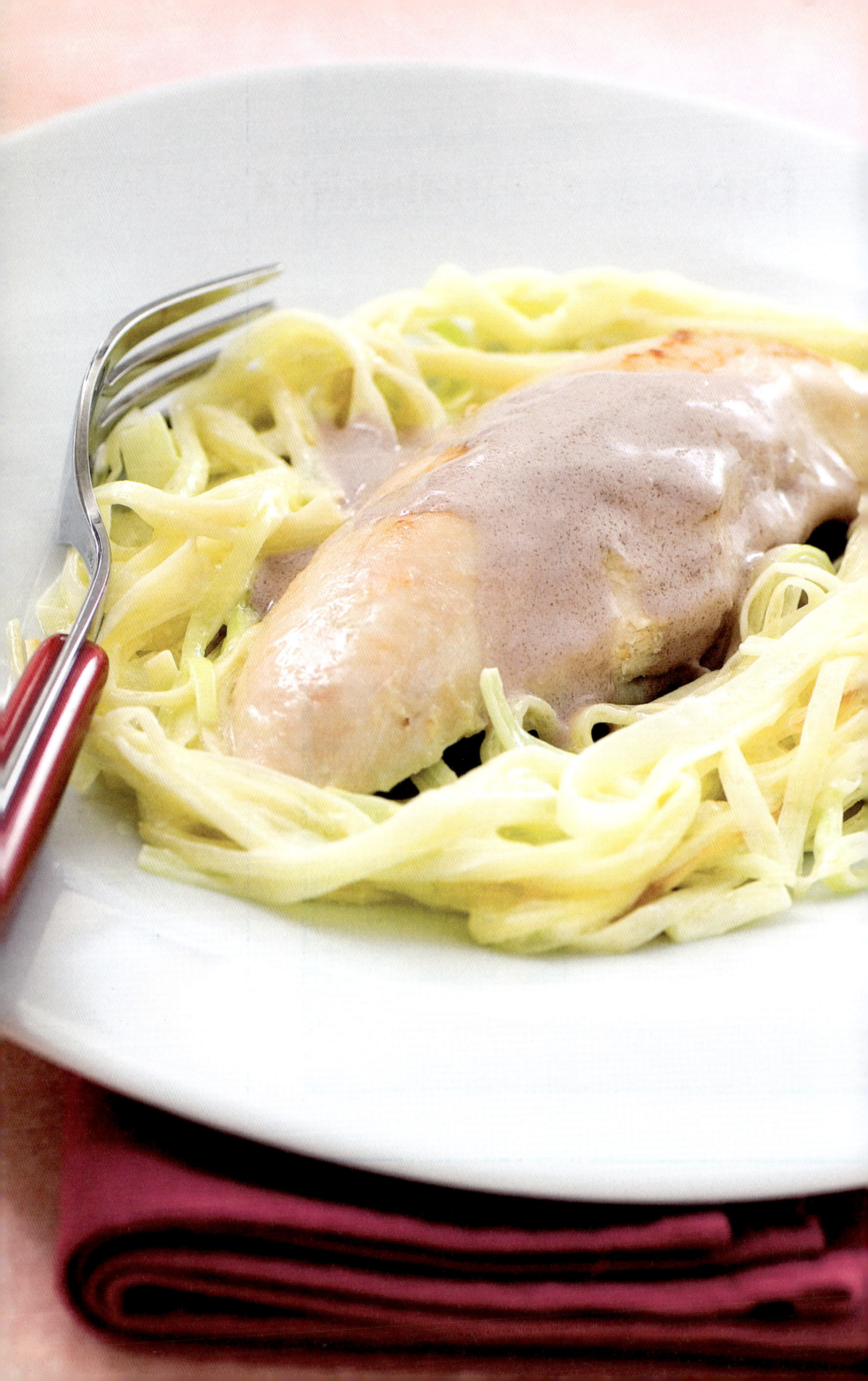

Filets de dindonneaux au porto

Pour 4 personnes

Préparation : 20 minutes
Cuisson : 30 minutes

- 4 filets de dindonneaux
- 4 blancs de poireaux
- 2 échalotes hachées
- 20 cl de bouillon de poule instantané
- 20 cl de crème fleurette
- 2 cuil. à soupe de porto
- sel, poivre, piment de Cayenne
- huile d'olive

- Couper les blancs de poireaux en fines lamelles . Dans une cocotte contenant de l'huile d'olive, laisser cuire à petit feu avec les échalotes en remuant régulièrement.
- Ajouter le bouillon, la crème fleurette, le porto, sel, poivre, piment. Laisser cuire à petit feu et à couvert pendant 10 minutes.
- Mettre les filets de dindonneaux dans la cocotte et laisser cuire à feu moyen pendant 10 minutes.
- Retirer la viande sur le plat de service et réserver au chaud.
- Passer les blancs de poireaux dans une passoire (en réservant la sauce) et les disposer autour de la viande.
- Faire réduire et en napper la viande.

Foie de veau aux oignons

Pour 4 personnes

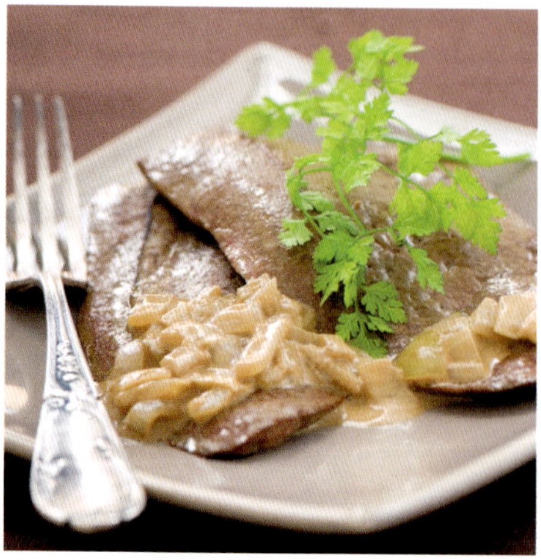

Préparation : 15 minutes
Cuisson : 15 minutes

- 4 belles tranches de foie
- 10 gros oignons
- huile d'olive
- graisse d'oie
- 10 cl de crème fleurette
- 1 cuil. à soupe de vinaigre balsamique
- sel, poivre

- Emincer les oignons. Les faire cuire à feu très doux dans une grande poêle antiadhésive avec de l'huile d'olive. Saler et poivrer. Les oignons doivent être presque transparents sans jamais être grillé.
-Faire cuire les tranches de foie dans une autre poêle avec de la graisse d'oie. Saler et poivrer et réserver au chaud.
- Déglacer la deuxième poêle avec le vinaigre balsamique, et la crème fleurette.
- Servir sur des assiettes chaudes en nappant le foie avec la sauce.

Pot-au-feu

Pour 6 personnes

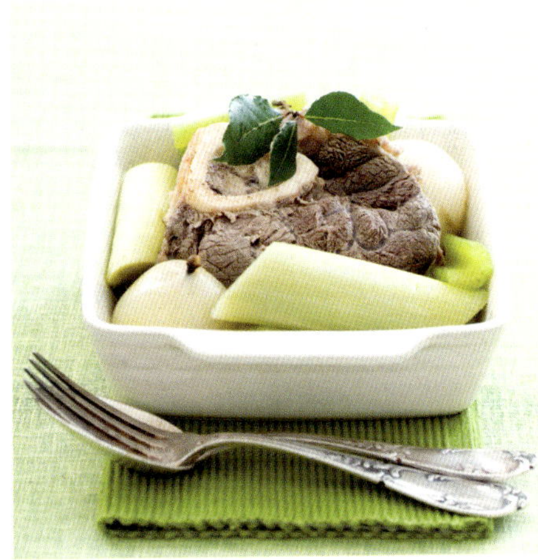

Préparation : 30 minutes
Cuisson : 3 heures

- 1 kg de plat-de-côtes avec les os
- 600 g de jarret de boeuf
- 2 os sans moelle
- 6 poireaux
- 8 navets
- 2 pieds de céleri en branches
- 2 oignons
- 2 clous de.girofle
- sel,
- 10 grains de poivre
- 1 bouquet garni

- Mettre la viande et les os dans une grande marmite, puis recouvrir avec 4 1 d'eau froide et 1 cuil. à soupe de sel.
- Porter à ébullition, écumer pour ôter le gras et baisserle feu pour laisser mijoter pendant 1 h, à couvert.
- Eplucher et piquer les oignons avec les clous de girofle, les ajouter dans la marmite avec le bouquet garni.
- Au bout d'1 h 30 de cuisson, ajouter les légumes lavés et épluchés ainsi que 10 grains de poivre, (rajouter un peu d'eau si besoin) et laisser mijoter encore pendant 1 h 30.
- Servir la viande découpée et entourée des légumes.

<u>Suggestions:</u> Dégraisser le bouillon refroidi, ôter le bouquet garni et consommer le bouillon en soupe.

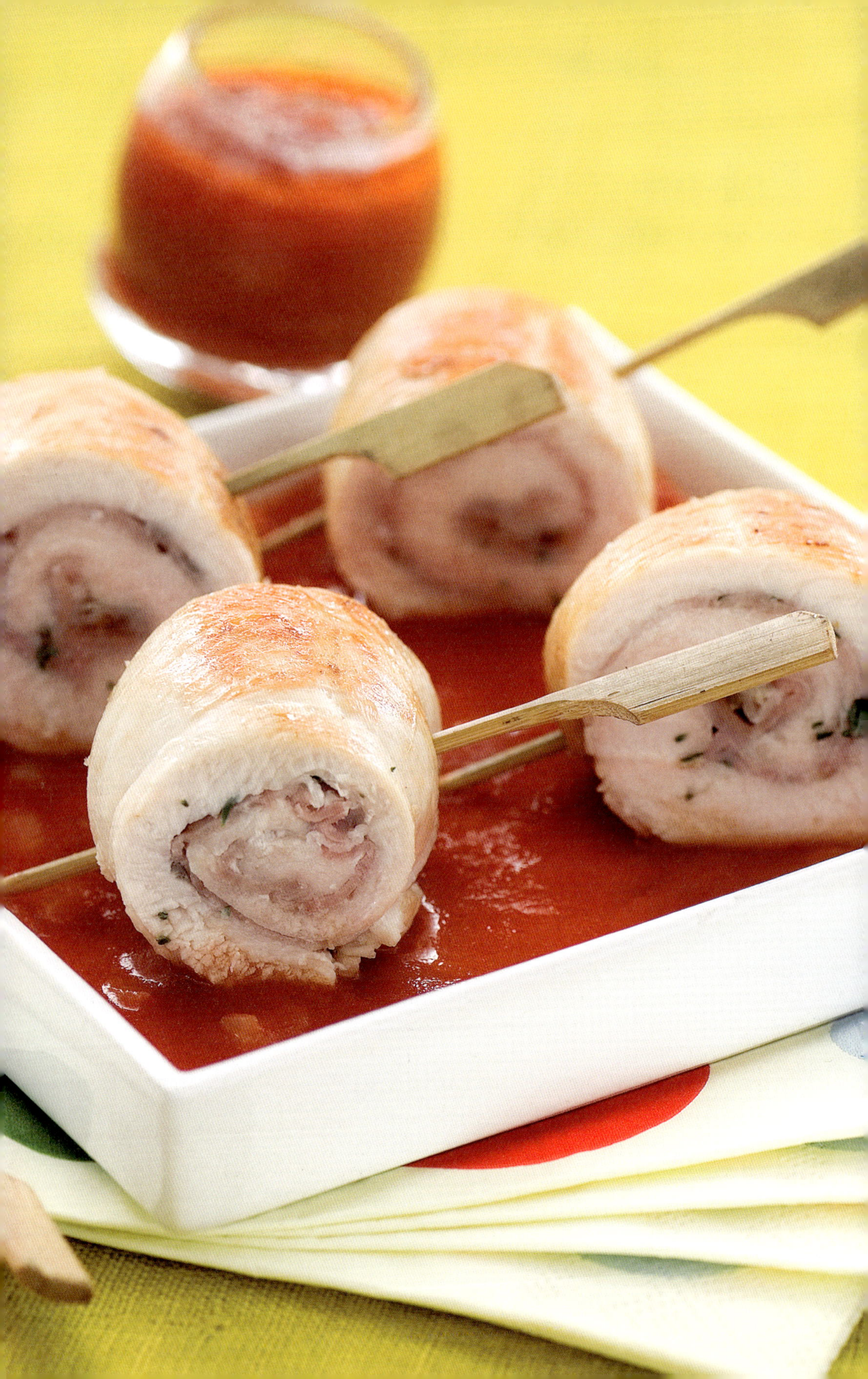

Roulés d'escalope au jambon à la provencale

Pour 4 personnes

Préparation : 20 minutes
Cuisson : 20 minutes

- 8 escalopes assez fines
- 8 tranches de jambon de pays
- 3 cuil. à soupe de concentré de tomate
- 100 g d'échalote émincées
- 3 gousses d'ail émincées
- 5 cl de cognac
- thym
- graisse d'oie, huile d'olive
- sel, poivre.

- Saupoudrer de thym chaque escalope sur une face. Y coucher la tranche de jambon après l'avoir débarrassé de la couenne et du gras. Rouler l'escalope et la ficeler avec de la ficelle à gigot.
- Dans une cocotte contenant une cuil. à soupe de graisse d'oie, faire revenir les roulés d'escalopes jusqu'à ce qu'ils soient dorées.
- Parallèlement faire revenir à feu doux dans une poêle l'échalote et l'ail émincées dans un peu d'huile d'olive.
- Dans un bol, reconstituer la purée de tomates en rajoutant 10 cl d'eau et une cuil. d'huile d'olive au concentré de tomates. Saler et poivrer.
- Mettre dans la cocotte la purée de tomates, l'échalote et l'ail.
- Remuer et reprendre la cuisson à feu doux pendant 2 ou 3 minutes peut-être gardé au chaud pendant un bon 1/4 d'heure).

Accompagnements recommandés :
- Aubergines revenus à l'huile d'olive
- Gratin de courgettes
- Pois gourmands

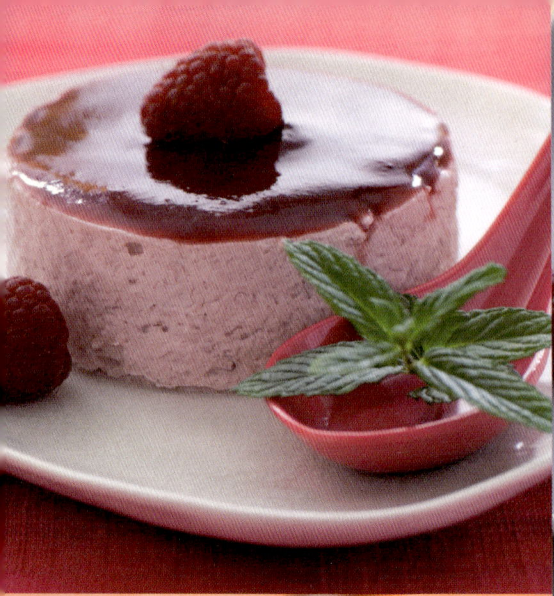
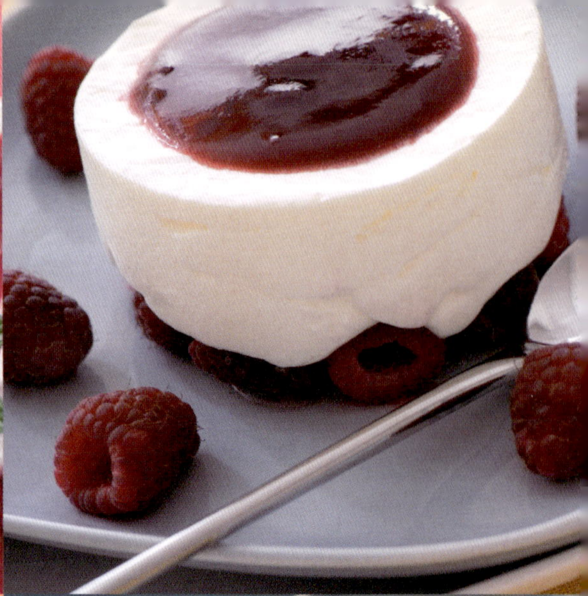
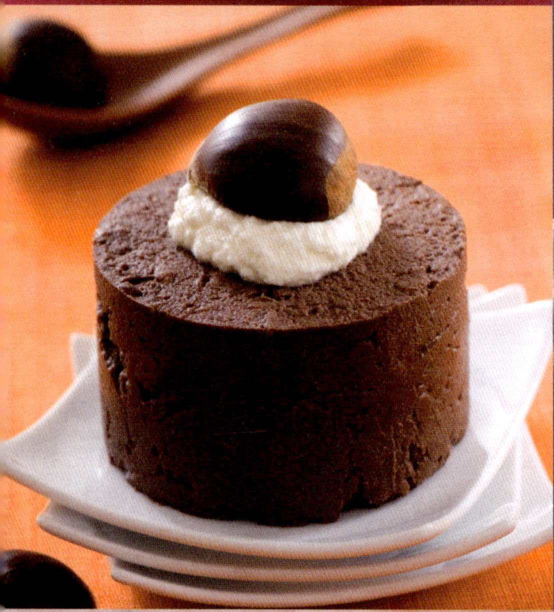
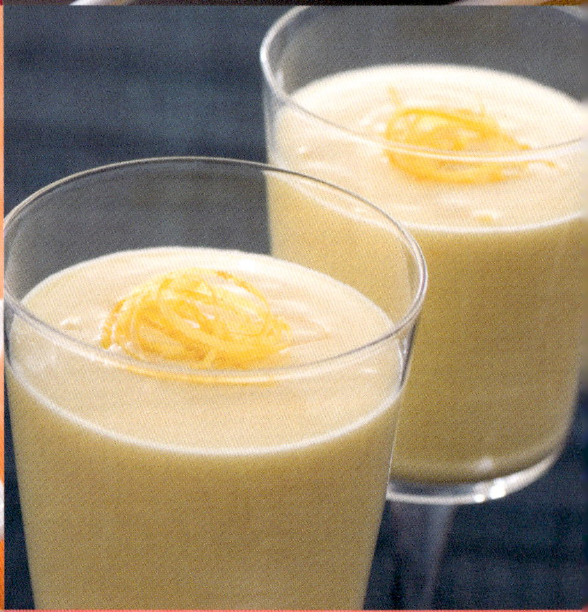
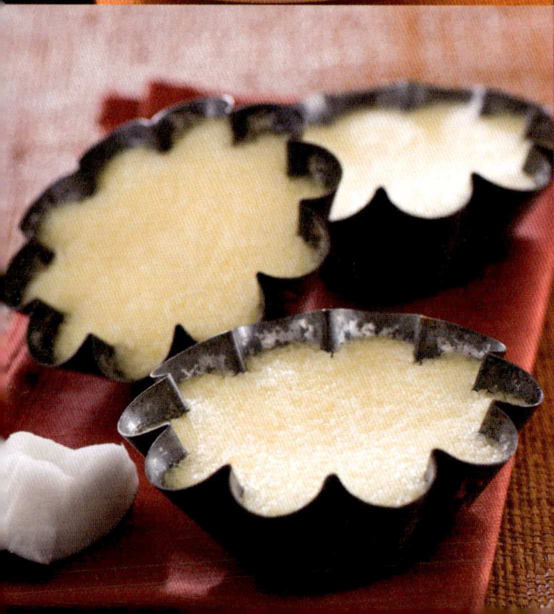
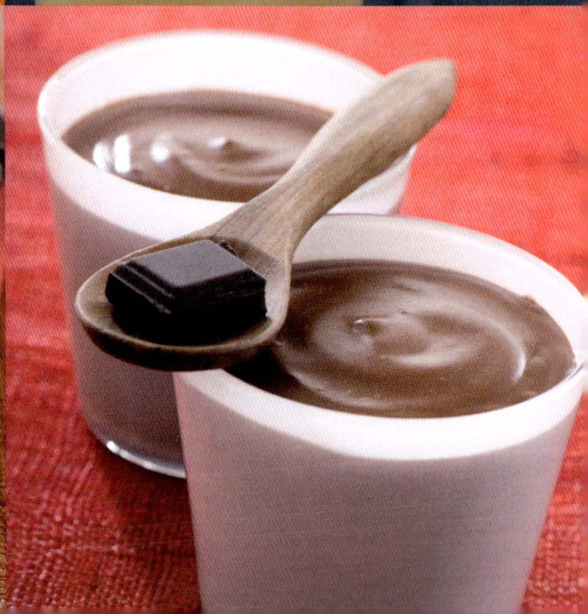

DESSERTS

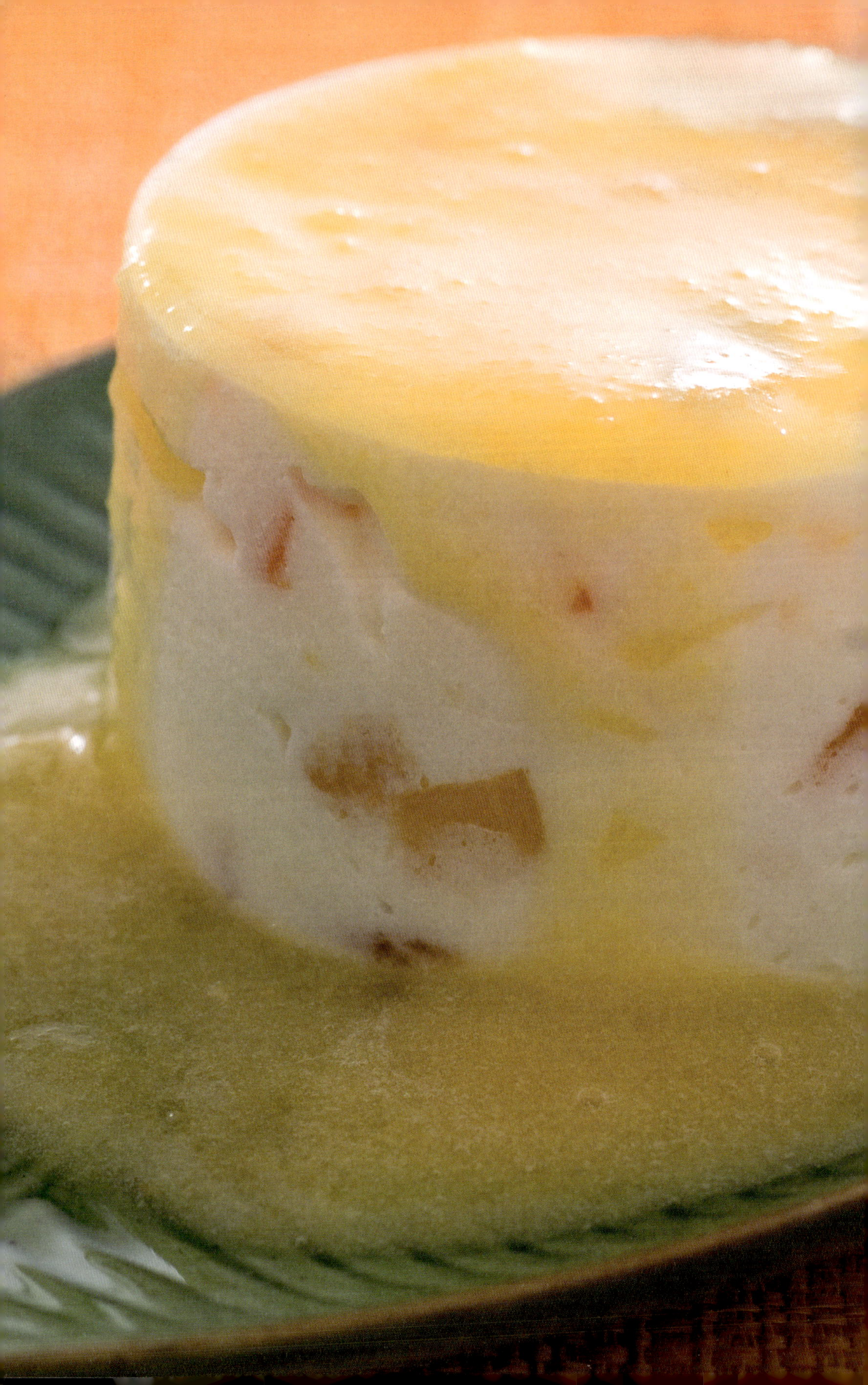

Bavarois à l'abricot et son coulis

Pour 4 personnes

Préparation : 20 minutes
Cuisson : 15 minutes

- 750g d'abricots
- 5 feuilles de gélatine
- 25cl de lait entier
- 100g de fructose
- 20cl de crème fleurette
- 5cl de cognac

-Couper les abricots en deux et les dénoyauter. Les placer dans le cuit vapeur et les faire cuire 10 minutes. Réserver et laisser refroidir.
-Porter le lait à ébullition puis le laisser refroidir 10 minutes.
-Faire tremper les feuilles de gélatine dans de l'eau froide. Les égoutter et les ajouter au lait. Bien remuer et laisser reposer pendant 15 minutes.
-Monter la crème fleurette en chantilly avec 50g de fructose.
-Incorporer la chantilly dans le lait en ajoutant le cognac. Remuer délicatement avec le fouet pour obtenir une crème homogène.
-Couper la moitié des abricots en morceaux et les mélanger à l'appareil.
-Verser dans des cercles de 8cm ou des ramequins et faire prendre au réfrigérateur pendant 6 heures.
-Passer le reste des abricots au mixeur avec 50g de fructose pour en faire un coulis et réserver au frais.
-Servir en démoulant sur les assiettes, entourés du coulis.

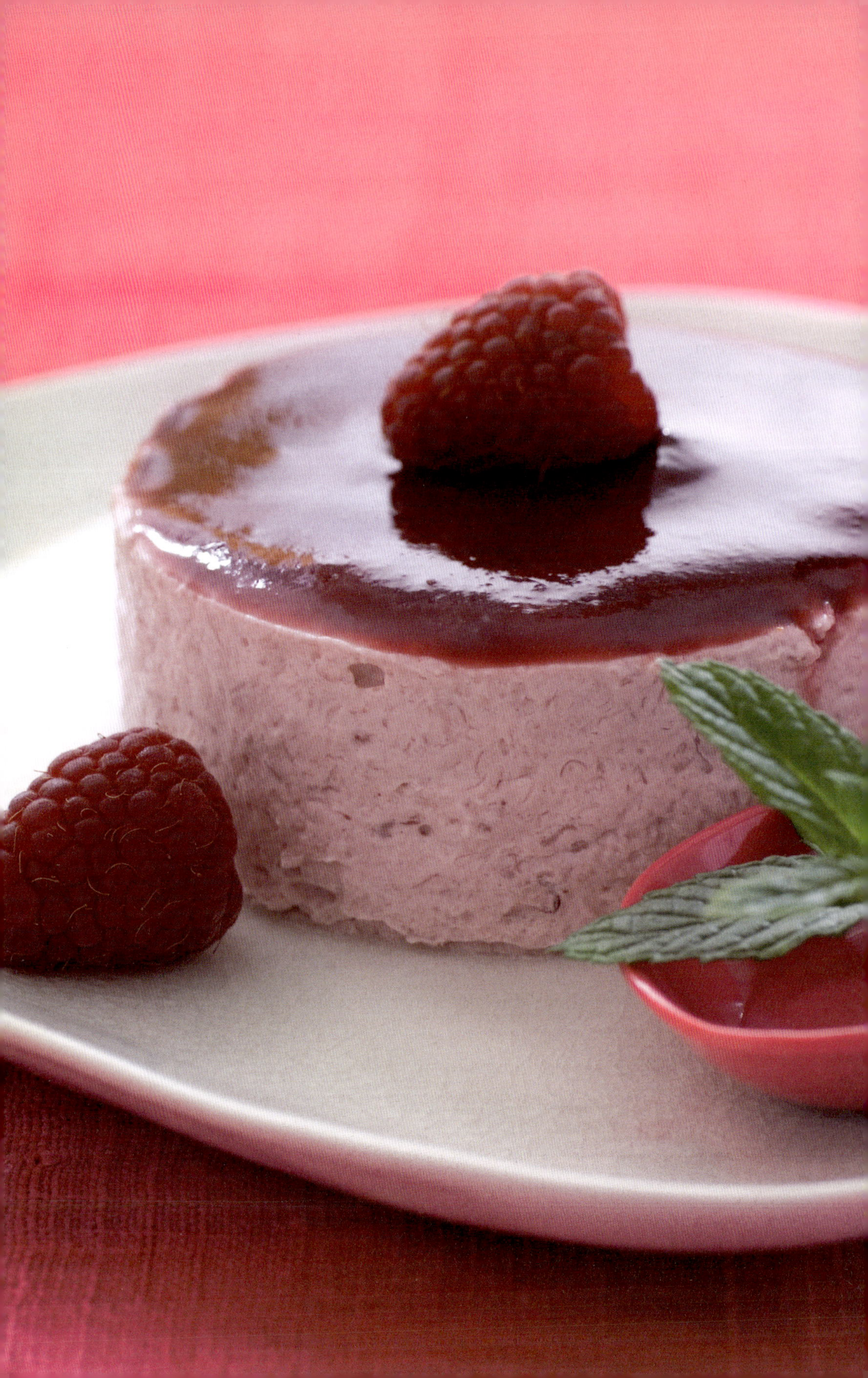

Bavarois aux framboises

Pour 4 personnes

Préparation : 15 minutes
Refrigération : 12 heures

- 500 g de framboises
- 1/2 1 de lait
- 4 jaunes d'oeufs
- 3cuil. à soupe de fructose
- 6 feuilles de gélatine

-Porter le lait à ébullition.
-Mélanger les jaunes et le fructose en fouettant dans un saladier.
-Verser progressivement le lait chaud dessus en remuant vigoureusement.
-Remettre le tout à feu très doux et laisser cuire en remuant continuellement jusqu'à ce que le mélange épaississe. Incorporer alors les feuilles de gélatine préalablement ramollies dans de l'eau froide et essorées.
-Mixer 200 g. de framboises en coulis et les incorporer à la crème anglaise, ainsi que 50 g de framboises entières.
-Verser la préparation dans des ramequins ou dans un moule à charlotte et laisser prendre au réfrigérateur pendant 12 h.
-Faire un coulis de framboises avec le reste des fruits. Démouler et servir nappé du coulis.

Blanc-manger au coulis de framboise

Pour 5 personnes

Préparation : 20 minutes
Cuisson : 5 minutes

- 250 g de framboises
- 400 g de fromage blanc en faisselle
- 30 cl de crème liquide
- 4 cuil à soupe de marmelade de framboise sans sucre ajoutée
- 6 feuilles de gélatine
- 1 cuil. à soupe de fructose
- 1 cuil. à soupe de rhum

- Dans une cocotte faire chauffer 2 cuillères à soupe de graisse d'oie. Y jeter les échalotes que l'on fera légèrement dorer pendant 2 ou 3 minutes. Mouiller avec le vin rouge. Ajouter le thym, le laurier et le bouillon. Saler, et poivrer généreusement. Faire réduire de moitié à feu vif à découvert.
- Passer les champignons égouttés au mixer avec un peu d'huile d'olive pour en faire une purée. Ajouter cette purée à la sauce dans la cocotte.
- Dans une grande poêle faire chauffer le reste de graisse d'oie. Y faire saisir les deux entrecôtes de chaque côté en salant et poivrant et en laissant cuire d'une manière variable selon la cuisson désirée (bleu, saignant, à point).
- Déglacer la poêle avec un peu de vin rouge et ajouter le déglaçage à la sauce.
- Découper les entrecôtes en 4 ou 8 morceaux et dresser sur un plat de service chaud.
- Napper avec la sauce bordelaise et servir.

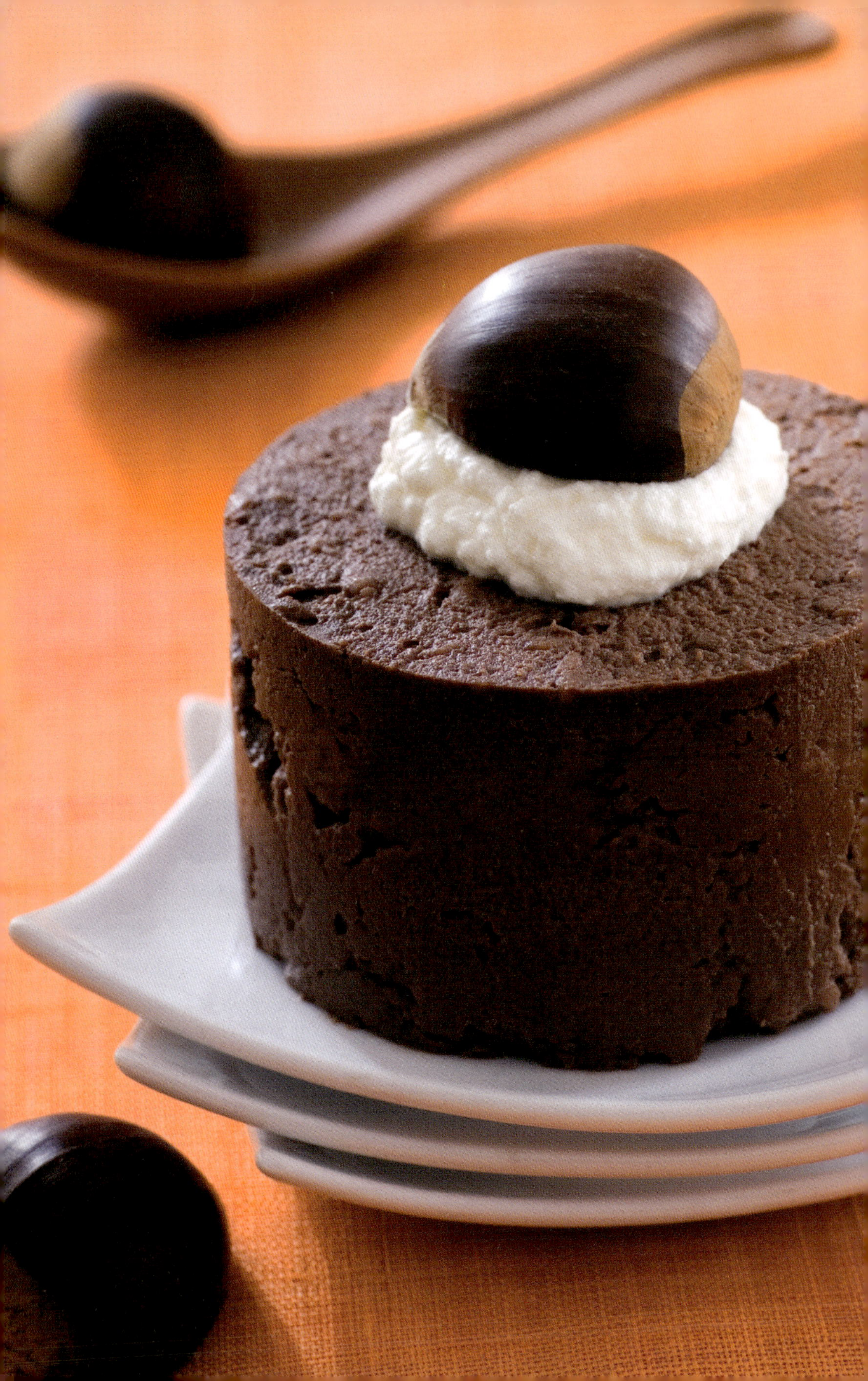

Châtaigner au chocolat

Pour 5 personnes

Préparation : 20 minutes
Cuisson : 15 minutes

- 1.5kg de châtaignes
- 200g de chocolat à 70% de cacao
- 100g de crème fraîche
- 3 cuillères à soupe de fructose
- 1 bâton de vanille
- 7cl de cognac

- Dans une cocotte faire chauffer 2 cuillères à soupe de graisse d'oie. Y jeter les échalotes que l'on fera légèrement dorer pendant 2 ou 3 minutes. Mouiller avec le vin rouge. Ajouter le thym, le laurier et le bouillon. Saler, et poivrer généreusement. Faire réduire de moitié à feu vif à découvert.
- Passer les champignons égouttés au mixer avec un peu d'huile d'olive pour en faire une purée. Ajouter cette purée à la sauce dans la cocotte.
- Dans une grande poêle faire chauffer le reste de graisse d'oie. Y faire saisir les deux entrecôtes de chaque côté en salant et poivrant et en laissant cuire d'une manière variable selon la cuisson désirée (bleu, saignant, à point).
- Déglacer la poêle avec un peu de vin rouge et ajouter le déglaçage à la sauce.
- Découper les entrecôtes en 4 ou 8 morceaux et dresser sur un plat de service chaud.
- Napper avec la sauce bordelaise et servir.

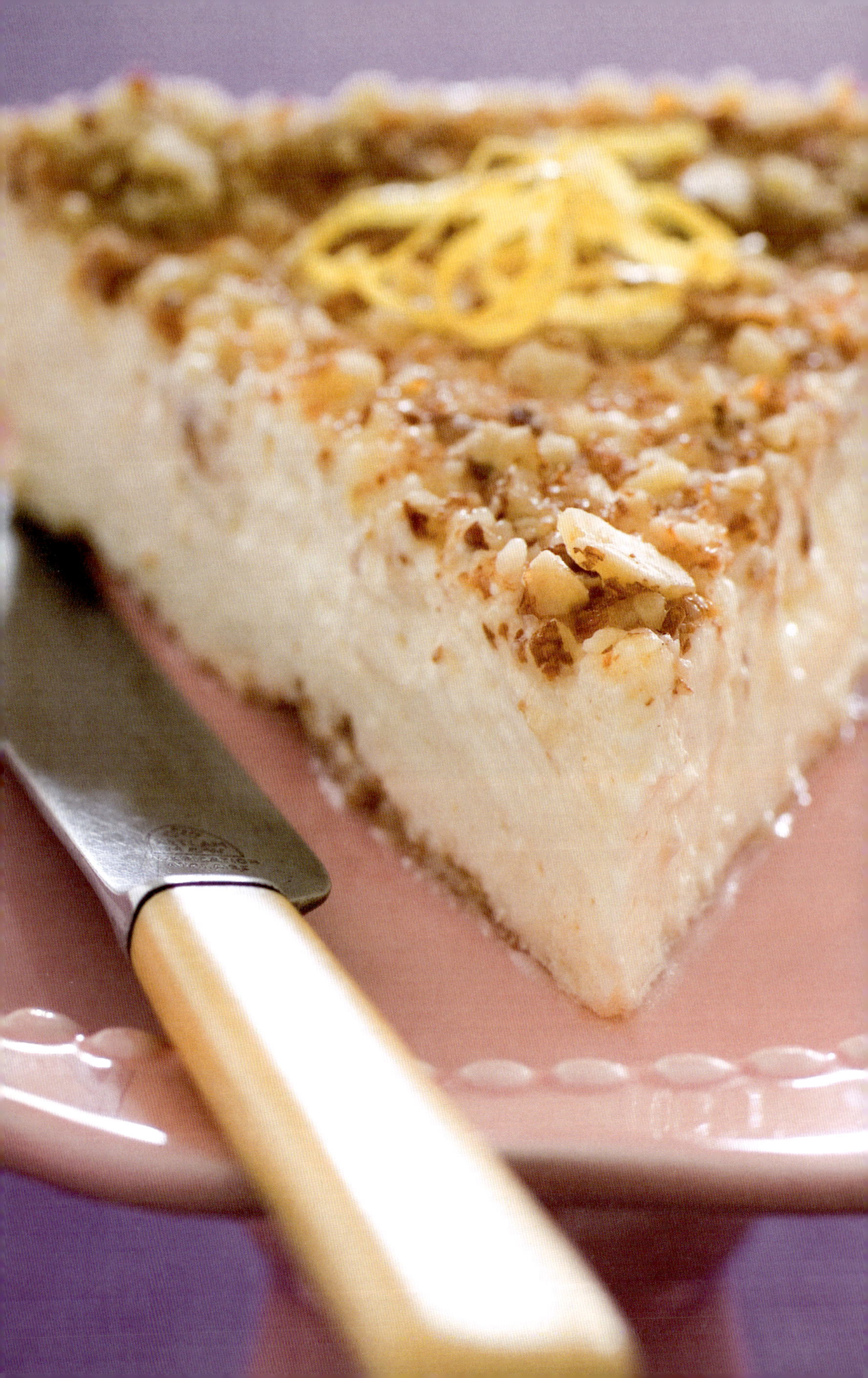

Cheese Cake au Gingembre

Pour 4 personnes

Préparation : 20 minutes
Cuisson : 50 minutes
Refrigération : 3 à 4 heures

- 1kg de fromage blanc genre St Moret ou Philadelphia
- 2 œufs + 1 jaune
- 150g de fructose
- 1 citron
- 2 cuillères à café de gingembre en poudre
- 100g de poudre d'amandes (si possible à mouture grossière)
- Huile d'olive

-Prévoir un moule à cake de 22/23 cm de diamètre avec fond amovible et bords hauts.
- Préchauffer le four à 125° (thermostat 4/5).
- Presser le jus du citron.
- Dans un saladier, mettre le fromage.
- Ajouter le fructose, les œufs et le gingembre.
- Passer au mixer ou fouetter énergiquement.
- Rajouter le jus de citron et continuer à fouetter pendant 3 minutes.
- Graisser le moule avec l'huile d'olive.
- Saupoudrer le fond du moule avec la moitié de la poudre d'amandes.
- Verser la préparation dans le moule.
- Saupoudrer la surface supérieure avec le reste de poudre d'amandes.
- Enfourner et faire cuire pendant 50 minutes.
- Laisser refroidir à la température ambiante et mettre au réfrigérateur pendant 3 à 4 heures.
- A consommer froid ou à température ambiante.

Citronnier

Pour 4 personnes

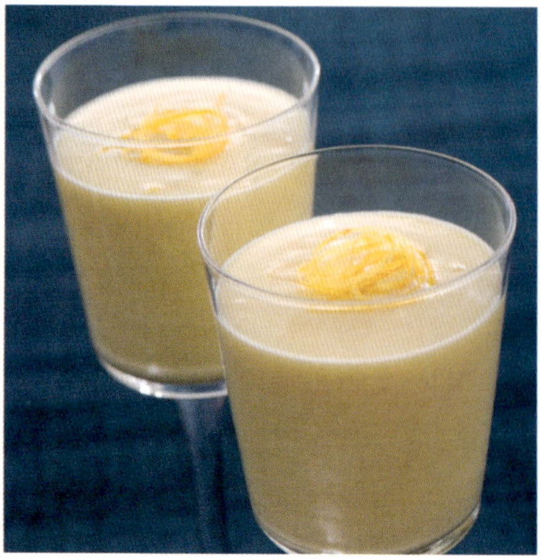

Préparation : 20 minutes
Cuisson : 20 minutes
Refrigération : 5 à 6 heures

- 3 citrons
- 5 jaunes d'œufs et 1 œuf entier
- 20cl de lait entier
- 150g de fructose
- 20cl de crème fleurette
- 3 feuilles de gélatine

-Prélever le zeste d'un citron
-Battre les œufs avec le fructose, le jus de 3 citrons et le zeste.
-Faire chauffer le lait. Laisser tiédir quelques minutes.
-Verser doucement le lait sur la préparation précédente en fouettant rapidement.
-Remettre à feu très doux pour faire épaissir le mélange en remuant avec le fouet. Laisser refroidir 10 minutes.
-Faire tremper les feuilles de gélatine dans l'eau froide quelques minutes. Les essorer et les ajouter à la préparation. Bien dissoudre au fouet. Laisser refroidir 30 minutes.
-Monter la crème fleurette en chantilly et l'incorporer à la crème.
-Verser dans des ramequins, recouvrir de film et mettre au réfrigérateur 5 à 6 heures avent de servir.

Clafoutis aux cerises

Pour 5 personnes

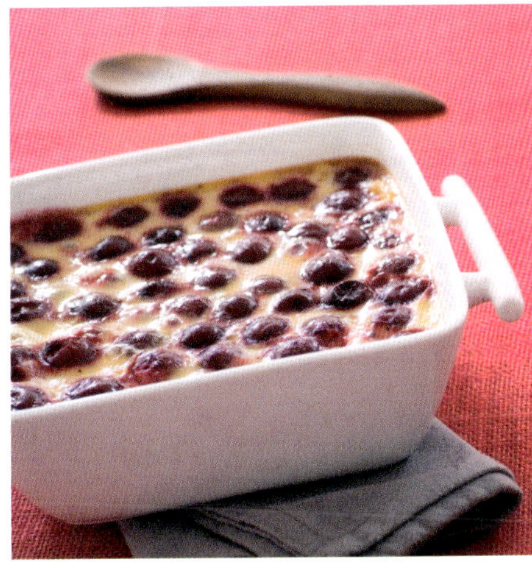

Préparation : 15 minutes
Cuisson : 60 minutes

- 750 g de cerises dénoyautées
- 20 cl de lait
- 20 cl de crème fleurette
- 60 g de fructose en poudre
- 6 oeufs
- 2 cuil. à soupe de rhum
- quelques gouttes d'extrait de vanille

- Faire chauffer le lait et la crème fleurette sans bouillir. Laisser refroidir.
- Dans un grand bol, battre les oeufs avec le fructose. Verser le lait progressivement sans jamais cesser de tourner. Ajouter le rhum et la vanille.
- Répartir les cerises dans un plat à gratin. Verser la préparation précédente.
- Faire cuire 50 minutes dans le four à th. 4 (130°). Laisser refroidir complètement avant de servir. Stocker éventuellement au réfrigérateur avant de servir.

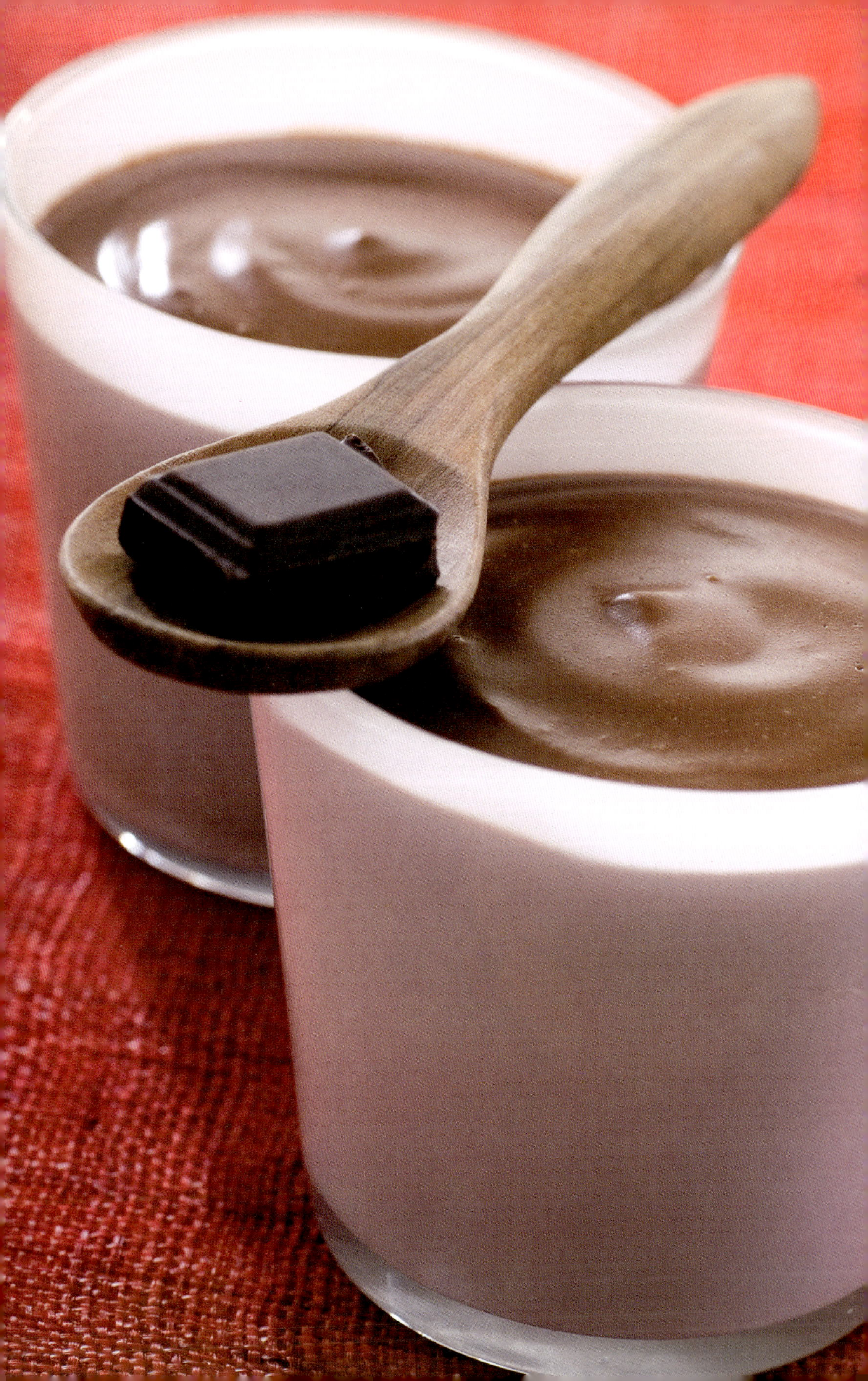

Blanc-manger au coulis de framboise

Pour 5 personnes

Préparation : 20 minutes
Cuisson : 5 minutes

- 250 g de framboises
- 400 g de fromage blanc en faisselle
- 30 cl de crème liquide
- 4 cuil à soupe de marmelade de framboise sans sucre ajoutée
- 6 feuilles de gélatine
- 1 cuil. à soupe de fructose
- 1 cuil. à soupe de rhum

- Monter la crème en chantilly.
- Faire fondre la gélatine dans le rhum légèrement chauffé après l'avoir fait ramollir.
- Bien mélanger la chantilly, le fromage blanc bien égoutté, la gélatine fondue dans le rhum et la marmelade de framboise.
- Garnir des cercles (ou à défaut des ramequins) en incorporant quelques framboises dans chacun d'eux.
- Préparer le coulis en passant le reste des framboises au mixer avec le fructose.
- Pour servir, décercler sur l'assiette et napper de coulis.

Châtaigner au chocolat

Pour 5 personnes

Préparation : 20 minutes
Cuisson : 15 minutes

- 1.5kg de châtaignes
- 200g de chocolat à 70% de cacao
- 100g de crème fraîche
- 3 cuillères à soupe de fructose
- 1 bâton de vanille
- 7cl de cognac

- Ecorcer les châtaignes.
- Les ébouillanter 5 minutes pour enlever facilement leur pellicule intérieure.
- Les faire cuire à feu doux dans le lait vanillé pendant environ 30 minutes jusqu'à ce qu'elles soient moelleuses.
- Les égoutter et les réduire en purée avec le moulin à légumes.
- Faire fondre le chocolat au bain marie après avoir ajouté le cognac.
- Dans un saladier, bien mélanger la purée de châtaignes, le chocolat fondu, la crème fraîche et le fructose.
- Garnir un moule de papier aluminium légèrement graissé.
- Y verser le mélange. Recouvrir de film alimentaire et mettre au réfrigérateur pendant au moins 5 heures.
- Démouler et servir à l'assiette sur un fond de chocolat fondu en décorant éventuellement avec de la crème chantilly.

Crème pâtissière intégrale au chocolat

Pour 4 à 5 personnes

Préparation : 10 minutes
Cuisson : 20 minutes

- 1l de lait demi-écrémé
- 6 oeufs
- 100 g de farine intégrale
- 150 g de chocolat amer à 70 % de cacao minimum.
- 40 g de fructose

-Faire bouillir le lait. Battre les oeufs en omelette et ajouter progressivement la farine tamisée.
-Verser le lait légèrement refroidi en fouettant vigoureusement.
-Remettre à feu moyen jusqu'à obtention d'une crème, sans cesser de remuer.
-Laisser cuire 3 minutes.
-Faire fondre le chocolat au bain-marie et l'ajouter à la crème.
-Incorporer le fructose et bien mélanger.
-Servir tiède ou froid (remuer de temps à autre pendant qu'elle refroidit).

Flan à la noix de coco

Pour 4 personnes

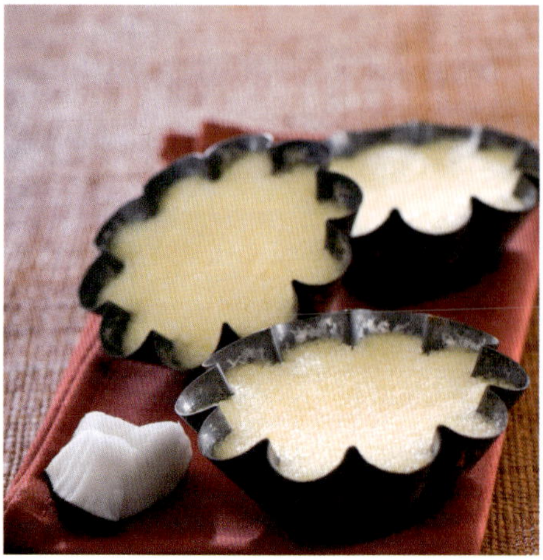

Préparation : 15 minutes
Cuisson : 45 minutes

- 5 oeufs entiers
- 100 g de noix de coco en poudre
- 100 g de fructose
- 40 cl de crème fleurette

- Dans un bol, battre les oeufs avec le fructose rajouter la crème fleurette puis la noix de coco.
- Verser dans un moule à cake et laisser reposer pendant 15 minutes en le couvrant d'un linge.
- Faire cuire 45 minutes au bain-marie dans un four à th. 4 (130°).
- Servir à température ambiante (ou froid) avec un coulis de framboise ou encore du chocolat chaud.

Soufflé de pommes flambé au calvados

Pour 5 personnes

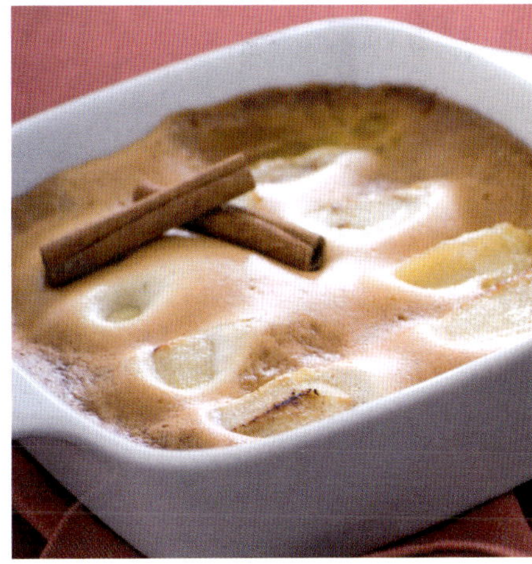

Préparation : 30 minutes
Cuisson : 55 minutes

- 12 pommes
- 5 jaunes d'œufs
- 5 cuillères à soupe de fructose
- 20cl de crème fleurette
- 1 cuillère à café d'extrait de vanille
- 5cl de calvados

-Peler les pommes, les couper en quatre et retirer le trognon.
-Les répartir dans un plat allant au four légèrement huilé et saupoudrer de 2 cuillères à soupe de fructose.
-Faire cuire à four chaud (th7 – 230°C) pendant 25 minutes. Réserver.
-Dans un grand bol, battre les jaunes d'oeufs avec 2 cuillères à soupe de fructose jusqu'à ce qu'ils blanchissent.
-Monter la crème fleurette en Chantilly très ferme et rajouter 1cuillère à soupe de fructose.
-Mélanger les pommes (après avoir jeté l'eau qu'elles ont rendue), les œufs battus, la chantilly, l'extrait de vanille.
-Verser dans un plat allant au four et faire cuire à température basse (th3-120°C) pendant 35 à 40 minutes.
-Sortir du four et flamber au calvados.
-Servir ainsi ou lasser refroidir et repasser sous le gril (2 à 3 cm) pendant quelques minutes pour faire légèrement gratiner.

TABLES ET ABAQUES

Chez l'homme

Fourchette de poids idéal (BMI compris entre 19 et 25) et calcul des besoins énergétiques et de la charge glycémique maximum en fonction du sexe, de l'âge, et du niveau d'activité physique.

Age	Taille	Activité physique	BMI = 19
20	1,65	faible	52
20	1,65	moyenne	52
20	1,65	importante	52
20	1,70	faible	55
20	1,70	moyenne	55
20	1,70	importante	55
20	1,75	faible	58
20	1,75	moyenne	58
20	1,75	importante	58
20	1,80	faible	62
20	1,80	moyenne	62
20	1,80	importante	62
20	1,85	faible	65
20	1,85	moyenne	65
20	1,85	importante	65
20	1,90	faible	69
20	1,90	moyenne	69
20	1,90	importante	69

BMI = 25	Besoins kcal	CG max	CG réduite (si excès pondéral)
68	2319	116	87
68	2639	132	99
68	2799	140	105
72	2430	121	91
72	2765	138	104
72	2933	147	110
77	2541	127	95
77	2891	145	108
77	3067	153	115
81	2652	133	99
81	3018	151	113
81	3201	160	120
86	2763	138	104
86	3144	157	118
86	3335	167	125
90	2874	144	108
90	3271	164	123
90	3469	173	130

Age	Taille	Activité physique	BMI = 19
25	1,65	faible	52
25	1,65	moyenne	52
25	1,65	importante	52
25	1,70	faible	55
25	1,70	moyenne	55
25	1,70	importante	55
25	1,75	faible	58
25	1,75	moyenne	58
25	1,75	importante	58
25	1,80	faible	62
25	1,80	moyenne	62
25	1,80	importante	62
25	1,85	faible	65
25	1,85	moyenne	65
25	1,85	importante	65
25	1,90	faible	69
25	1,90	moyenne	69
25	1,90	importante	69
30	1,65	faible	52
30	1,65	moyenne	52
30	1,65	importante	52
30	1,70	faible	55
30	1,70	moyenne	55
30	1,70	importante	55
30	1,75	faible	58
30	1,75	moyenne	58
30	1,75	importante	58
30	1,80	faible	62
30	1,80	moyenne	62
30	1,80	importante	62

BMI = 25	Besoins kcal	CG max	CG réduite (si excès pondéral)
68	2270	113	85
68	2583	129	97
68	2739	137	103
72	2381	119	89
72	2709	135	102
72	2874	144	108
77	2492	125	93
77	2836	142	106
77	3008	150	113
81	2603	130	98
81	2962	148	111
81	3142	157	118
86	2714	136	102
86	3088	154	116
86	3276	164	123
90	2825	141	106
90	3215	161	121
90	3410	170	128
68	2221	111	83
68	2527	126	95
68	2680	134	101
72	2332	117	87
72	2654	133	100
72	2814	141	106
77	2443	122	92
77	2780	139	104
77	2948	147	111
81	2554	128	96
81	2906	145	109
81	3082	154	116

Age	Taille	Activité physique	BMI = 19
30	1,85	faible	65
30	1,85	moyenne	65
30	1,85	importante	65
30	1,90	faible	69
30	1,90	moyenne	69
30	1,90	importante	69
35	1,65	faible	52
35	1,65	moyenne	52
35	1,65	importante	52
35	1,70	faible	55
35	1,70	moyenne	55
35	1,70	importante	55
35	1,75	faible	58
35	1,75	moyenne	58
35	1,75	importante	58
35	1,80	faible	62
35	1,80	moyenne	62
35	1,80	importante	62
35	1,85	faible	65
35	1,85	moyenne	65
35	1,85	importante	65
35	1,90	faible	69
35	1,90	moyenne	69
35	1,90	importante	69
40	1,65	faible	52
40	1,65	moyenne	52
40	1,65	importante	52
40	1,70	faible	55
40	1,70	moyenne	55
40	1,70	importante	55

BMI = 25	Besoins kcal	CG max	CG réduite (si excès pondéral)
86	2665	133	100
86	3033	152	114
86	3216	161	121
90	2776	139	104
90	3159	158	118
90	3351	168	126
68	2172	109	81
68	2471	124	93
68	2621	131	98
72	2283	114	86
72	2598	130	97
72	2755	138	103
77	2394	120	90
77	2724	136	102
77	2889	144	108
81	2505	125	94
81	2851	143	107
81	3023	151	113
86	2616	131	98
86	2977	149	112
86	3157	158	118
90	2727	136	102
90	3103	155	116
90	3291	165	123
68	2123	106	80
68	2416	121	91
68	2562	128	96
72	2234	112	84
72	2542	127	95
72	2696	135	101

Age	Taille	Activité physique	BMI = 19
40	1,75	faible	58
40	1,75	moyenne	58
40	1,75	importante	58
40	1,80	faible	62
40	1,80	moyenne	62
40	1,80	importante	62
40	1,85	faible	65
40	1,85	moyenne	65
40	1,85	importante	65
40	1,90	faible	69
40	1,90	moyenne	69
40	1,90	importante	69
45	1,65	faible	52
45	1,65	moyenne	52
45	1,65	importante	52
45	1,70	faible	55
45	1,70	moyenne	55
45	1,70	importante	55
45	1,75	faible	58
45	1,75	moyenne	58
45	1,75	importante	58
45	1,80	faible	62
45	1,80	moyenne	62
45	1,80	importante	62
45	1,85	faible	65
45	1,85	moyenne	65
45	1,85	importante	65
45	1,90	faible	69
45	1,90	moyenne	69
45	1,90	importante	69

BMI = 25	**Besoins kcal**	**CG max**	**CG réduite** (si excès pondéral)
77	2345	117	88
77	2669	133	100
77	2830	142	106
81	2456	123	92
81	2795	140	105
81	2964	148	111
86	2567	128	96
86	2921	146	110
86	3098	155	116
90	2678	134	100
90	3048	152	114
90	3232	162	121
68	2074	104	78
68	2360	118	89
68	2503	125	94
72	2185	109	82
72	2486	124	93
72	2637	132	99
77	2296	115	86
77	2613	131	98
77	2771	139	104
81	2407	120	90
81	2739	137	103
81	2905	145	109
86	2518	126	94
86	2866	143	107
86	3039	152	114
90	2629	131	99
90	2992	150	112
90	3173	159	119

Age	Taille	Activité physique	BMI = 19
50	1,65	faible	52
50	1,65	moyenne	52
50	1,65	importante	52
50	1,70	faible	55
50	1,70	moyenne	55
50	1,70	importante	55
50	1,75	faible	58
50	1,75	moyenne	58
50	1,75	importante	58
50	1,80	faible	62
50	1,80	moyenne	62
50	1,80	importante	62
50	1,85	faible	65
50	1,85	moyenne	65
50	1,85	importante	65
50	1,90	faible	69
50	1,90	moyenne	69
50	1,90	importante	69
55	1,65	faible	52
55	1,65	moyenne	52
55	1,65	importante	52
55	1,70	faible	55
55	1,70	moyenne	55
55	1,70	importante	55
55	1,75	faible	58
55	1,75	moyenne	58
55	1,75	importante	58
55	1,80	faible	62
55	1,80	moyenne	62
55	1,80	importante	62

BMI = 25	Besoins kcal	CG max	CG réduite (si excès pondéral)
68	2025	101	76
68	2304	115	86
68	2444	122	92
72	2136	107	80
72	2431	122	91
72	2578	129	97
77	2247	112	84
77	2557	128	96
77	2712	136	102
81	2358	118	88
81	2683	134	101
81	2846	142	107
86	2469	123	93
86	2810	140	105
86	2980	149	112
90	2580	129	97
90	2936	147	110
90	3114	156	117
68	1976	99	74
68	2249	112	84
68	2385	119	89
72	2087	104	78
72	2375	119	89
72	2519	126	94
77	2198	110	82
77	2501	125	94
77	2653	133	99
81	2309	115	87
81	2628	131	99
81	2787	139	105

Age	Taille	Activité physique	BMI = 19
55	1,85	faible	65
55	1,85	moyenne	65
55	1,85	importante	65
55	1,90	faible	69
55	1,90	moyenne	69
55	1,90	importante	69
60	1,65	faible	52
60	1,65	moyenne	52
60	1,65	importante	52
60	1,70	faible	55
60	1,70	moyenne	55
60	1,70	importante	55
60	1,75	faible	58
60	1,75	moyenne	58
60	1,75	importante	58
60	1,80	faible	62
60	1,80	moyenne	62
60	1,80	importante	62
60	1,85	faible	65
60	1,85	moyenne	65
60	1,85	importante	65
60	1,90	faible	69
60	1,90	moyenne	69
60	1,90	importante	69
65	1,65	faible	52
65	1,65	moyenne	52
65	1,65	importante	52
65	1,70	faible	55
65	1,70	moyenne	55
65	1,70	importante	55

BMI = 25	**Besoins kcal**	**CG max**	**CG réduite** (si excès pondéral)
86	2420	121	91
86	2754	138	103
86	2921	146	110
90	2531	127	95
90	2880	144	108
90	3055	153	115
68	1927	96	72
68	2193	110	82
68	2326	116	87
72	2038	102	76
72	2319	116	87
72	2460	123	92
77	2149	107	81
77	2446	122	92
77	2594	130	97
81	2260	113	85
81	2572	129	96
81	2728	136	102
86	2371	119	89
86	2698	135	101
86	2862	143	107
90	2482	124	93
90	2825	141	106
90	2996	150	112
68	1878	94	70
68	2137	107	80
68	2267	113	85
72	1989	99	75
72	2263	113	85
72	2401	120	90

Age	Taille	Activité physique	BMI = 19
65	1,75	faible	58
65	1,75	moyenne	58
65	1,75	importante	58
65	1,80	faible	62
65	1,80	moyenne	62
65	1,80	importante	62
65	1,85	faible	65
65	1,85	moyenne	65
65	1,85	importante	65
65	1,90	faible	69
65	1,90	moyenne	69
65	1,90	importante	69
70	1,65	faible	52
70	1,65	moyenne	52
70	1,65	importante	52
70	1,70	faible	55
70	1,70	moyenne	55
70	1,70	importante	55
70	1,75	faible	58
70	1,75	moyenne	58
70	1,75	importante	58
70	1,80	faible	62
70	1,80	moyenne	62
70	1,80	importante	62
70	1,85	faible	65
70	1,85	moyenne	65
70	1,85	importante	65
70	1,90	faible	69
70	1,90	moyenne	69
70	1,90	importante	69

BMI = 25	**Besoins kcal**	**CG max**	**CG réduite** (si excès pondéral)
77	2100	105	79
77	2390	119	90
77	2535	127	95
81	2211	111	83
81	2516	126	94
81	2669	133	100
86	2322	116	87
86	2643	132	99
86	2803	140	105
90	2433	122	91
90	2769	138	104
90	2937	147	110
68	1829	91	69
68	2081	104	78
68	2208	110	83
72	1940	97	73
72	2208	110	83
72	2342	117	88
77	2051	103	77
77	2334	117	88
77	2476	124	93
81	2162	108	81
81	2460	123	92
81	2610	130	98
86	2273	114	85
86	2587	129	97
86	2744	137	103
90	2384	119	89
90	2713	136	102
90	2878	144	108

Chez la femme

Fourchette de poids idéal (BMI compris entre 19 et 25) et calcul des besoins énergétiques et de la charge glycémique maximum en fonction du sexe, de l'âge, de la taille et du niveau d'activité physique

Age	Taille	Activité physique	BMI = 19
20	1,55	faible	46
20	1,55	moyenne	46
20	1,55	importante	46
20	1,60	faible	49
20	1,60	moyenne	49
20	1,60	importante	49
20	1,65	faible	52
20	1,65	moyenne	52
20	1,65	importante	52
20	1,70	faible	55
20	1,70	moyenne	55
20	1,70	importante	55
20	1,75	faible	58
20	1,75	moyenne	58
20	1,75	importante	58
20	1,80	faible	62
20	1,80	moyenne	62
20	1,80	importante	62

BMI = 25	**Besoins kcal**	**CG max**	**CG réduite** (si excès pondéral)
60	1975	99	74
60	2248	112	84
60	2384	119	89
64	2041	102	77
64	2322	116	87
64	2463	123	92
68	2106	105	79
68	2397	120	90
68	2542	127	95
72	2172	109	81
72	2471	124	93
72	2621	131	98
77	2237	112	84
77	2545	127	95
77	2700	135	101
81	2302	115	86
81	2620	131	98
81	2779	139	104

Age	Taille	Activité physique	BMI = 19
25	1,55	faible	46
25	1,55	moyenne	46
25	1,55	importante	46
25	1,60	faible	49
25	1,60	moyenne	49
25	1,60	importante	49
25	1,65	faible	52
25	1,65	moyenne	52
25	1,65	importante	52
25	1,70	faible	55
25	1,70	moyenne	55
25	1,70	importante	55
25	1,75	faible	58
25	1,75	moyenne	58
25	1,75	importante	58
25	1,80	faible	62
25	1,80	moyenne	62
25	1,80	importante	62
30	1,55	faible	46
30	1,55	moyenne	46
30	1,55	importante	46
30	1,60	faible	49
30	1,60	moyenne	49
30	1,60	importante	49
30	1,65	faible	52
30	1,65	moyenne	52
30	1,65	importante	52
30	1,70	faible	55
30	1,70	moyenne	55
30	1,70	importante	55

BMI = 25	**Besoins kcal**	**CG max**	**CG réduite** (si excès pondéral)
60	1941	97	73
60	2209	110	83
60	2343	117	88
64	2007	100	75
64	2284	114	86
64	2422	121	91
68	2072	104	78
68	2358	118	88
68	2501	125	94
72	2138	107	80
72	2432	122	91
72	2580	129	97
77	2203	110	83
77	2507	125	94
77	2659	133	100
81	2268	113	85
81	2581	129	97
81	2738	137	103
60	1908	95	72
60	2171	109	81
60	2302	115	86
64	1973	99	74
64	2245	112	84
64	2381	119	89
68	2038	102	76
68	2319	116	87
68	2460	123	92
72	2104	105	79
72	2394	120	90
72	2539	127	95

Age	Taille	Activité physique	BMI = 19
30	1,75	faible	58
30	1,75	moyenne	58
30	1,75	importante	58
30	1,80	faible	62
30	1,80	moyenne	62
30	1,80	importante	62
35	1,55	faible	46
35	1,55	moyenne	46
35	1,55	importante	46
35	1,60	faible	49
35	1,60	moyenne	49
35	1,60	importante	49
35	1,65	faible	52
35	1,65	moyenne	52
35	1,65	importante	52
35	1,70	faible	55
35	1,70	moyenne	55
35	1,70	importante	55
35	1,75	faible	58
35	1,75	moyenne	58
35	1,75	importante	58
35	1,80	faible	62
35	1,80	moyenne	62
35	1,80	importante	62
40	1,55	faible	46
40	1,55	moyenne	46
40	1,55	importante	46
40	1,60	faible	49
40	1,60	moyenne	49
40	1,60	importante	49

BMI = 25	**Besoins kcal**	**CG max**	**CG réduite** (si excès pondéral)
77	2169	108	81
77	2468	123	93
77	2618	131	98
81	2235	112	84
81	2543	127	95
81	2697	135	101
60	1874	94	70
60	2132	107	80
60	2261	113	85
64	1939	97	73
64	2206	110	83
64	2340	117	88
68	2004	100	75
68	2281	114	86
68	2419	121	91
72	2070	103	78
72	2355	118	88
72	2498	125	94
77	2135	107	80
77	2430	121	91
77	2577	129	97
81	2201	110	83
81	2504	125	94
81	2656	133	100
60	1840	92	69
60	2093	105	79
60	2220	111	83
64	1905	95	71
64	2168	108	81
64	2299	115	86

Age	Taille	Activité physique	BMI = 19
40	1,65	faible	52
40	1,65	moyenne	52
40	1,65	importante	52
40	1,70	faible	55
40	1,70	moyenne	55
40	1,70	importante	55
40	1,75	faible	58
40	1,75	moyenne	58
40	1,75	importante	58
40	1,80	faible	62
40	1,80	moyenne	62
40	1,80	importante	62
45	1,55	faible	46
45	1,55	moyenne	46
45	1,55	importante	46
45	1,60	faible	49
45	1,60	moyenne	49
45	1,60	importante	49
45	1,65	faible	52
45	1,65	moyenne	52
45	1,65	importante	52
45	1,70	faible	55
45	1,70	moyenne	55
45	1,70	importante	55
45	1,75	faible	58
45	1,75	moyenne	58
45	1,75	importante	58
45	1,80	faible	62
45	1,80	moyenne	62
45	1,80	importante	62

BMI = 25	Besoins kcal	CG max	CG réduite (si excès pondéral)
68	1971	99	74
68	2242	112	84
68	2378	119	89
72	2036	102	76
72	2317	116	87
72	2457	123	92
77	2101	105	79
77	2391	120	90
77	2536	127	95
81	2167	108	81
81	2466	123	92
81	2615	131	98
60	1806	90	68
60	2055	103	77
60	2179	109	82
64	1871	94	70
64	2129	106	80
64	2258	113	85
68	1937	97	73
68	2204	110	83
68	2337	117	88
72	2002	100	75
72	2278	114	85
72	2416	121	91
77	2067	103	78
77	2353	118	88
77	2495	125	94
81	2133	107	80
81	2427	121	91
81	2574	129	97

Age	Taille	Activité physique	BMI = 19
50	1,55	faible	46
50	1,55	moyenne	46
50	1,55	importante	46
50	1,60	faible	49
50	1,60	moyenne	49
50	1,60	importante	49
50	1,65	faible	52
50	1,65	moyenne	52
50	1,65	importante	52
50	1,70	faible	55
50	1,70	moyenne	55
50	1,70	importante	55
50	1,75	faible	58
50	1,75	moyenne	58
50	1,75	importante	58
50	1,80	faible	62
50	1,80	moyenne	62
50	1,80	importante	62
55	1,55	faible	46
55	1,55	moyenne	46
55	1,55	importante	46
55	1,60	faible	49
55	1,60	moyenne	49
55	1,60	importante	49
55	1,65	faible	52
55	1,65	moyenne	52
55	1,65	importante	52
55	1,70	faible	55
55	1,70	moyenne	55
55	1,70	importante	55

BMI = 25	**Besoins kcal**	**CG max**	**CG réduite** (si excès pondéral)
60	1772	89	66
60	2016	101	76
60	2139	107	80
64	1837	92	69
64	2091	105	78
64	2217	111	83
68	1903	95	71
68	2165	108	81
68	2296	115	86
72	1968	98	74
72	2240	112	84
72	2375	119	89
77	2034	102	76
77	2314	116	87
77	2454	123	92
81	2099	105	79
81	2388	119	90
81	2533	127	95
60	1738	87	65
60	1978	99	74
60	2098	105	79
64	1803	90	68
64	2052	103	77
64	2177	109	82
68	1869	93	70
68	2127	106	80
68	2255	113	85
72	1934	97	73
72	2201	110	83
72	2334	117	88

Age	Taille	Activité physique	BMI = 19
55	1,75	faible	58
55	1,75	moyenne	58
55	1,75	importante	58
55	1,80	faible	62
55	1,80	moyenne	62
55	1,80	importante	62
60	1,55	faible	46
60	1,55	moyenne	46
60	1,55	importante	46
60	1,60	faible	49
60	1,60	moyenne	49
60	1,60	importante	49
60	1,65	faible	52
60	1,65	moyenne	52
60	1,65	importante	52
60	1,70	faible	55
60	1,70	moyenne	55
60	1,70	importante	55
60	1,75	faible	58
60	1,75	moyenne	58
60	1,75	importante	58
60	1,80	faible	62
60	1,80	moyenne	62
60	1,80	importante	62
65	1,55	faible	46
65	1,55	moyenne	46
65	1,55	importante	46
65	1,60	faible	49
65	1,60	moyenne	49
65	1,60	importante	49

BMI = 25	**Besoins kcal**	**CG max**	**CG réduite** (si excès pondéral)
77	2000	100	75
77	2275	114	85
77	2413	121	91
81	2065	103	77
81	2350	117	88
81	2492	125	93
60	1704	85	64
60	1939	97	73
60	2057	103	77
64	1770	88	66
64	2014	101	76
64	2136	107	80
68	1835	92	69
68	2088	104	78
68	2215	111	83
72	1900	95	71
72	2162	108	81
72	2294	115	86
77	1966	98	74
77	2237	112	84
77	2372	119	89
81	2031	102	76
81	2311	116	87
81	2451	123	92
60	1670	84	63
60	1901	95	71
60	2016	101	76
64	1736	87	65
64	1975	99	74
64	2095	105	79

Age	Taille	Activité physique	BMI = 19
65	1,65	faible	52
65	1,65	moyenne	52
65	1,65	importante	52
65	1,70	faible	55
65	1,70	moyenne	55
65	1,70	importante	55
65	1,75	faible	58
65	1,75	moyenne	58
65	1,75	importante	58
65	1,80	faible	62
65	1,80	moyenne	62
65	1,80	importante	62
70	1,55	faible	46
70	1,55	moyenne	46
70	1,55	importante	46
70	1,60	faible	49
70	1,60	moyenne	49
70	1,60	importante	49
70	1,65	faible	52
70	1,65	moyenne	52
70	1,65	importante	52
70	1,70	faible	55
70	1,70	moyenne	55
70	1,70	importante	55
70	1,75	faible	58
70	1,75	moyenne	58
70	1,75	importante	58
70	1,80	faible	62
70	1,80	moyenne	62
70	1,80	importante	62

BMI = 25	**Besoins kcal**	**CG max**	**CG réduite** (si excès pondéral)
68	1801	90	68
68	2049	102	77
68	2174	109	82
72	1866	93	70
72	2124	106	80
72	2253	113	84
77	1932	97	72
77	2198	110	82
77	2332	117	87
81	1997	100	75
81	2273	114	85
81	2410	121	90
60	1636	82	61
60	1862	93	70
60	1975	99	74
64	1702	85	64
64	1936	97	73
64	2054	103	77
68	1767	88	66
68	2011	101	75
68	2133	107	80
72	1833	92	69
72	2085	104	78
72	2212	111	83
77	1898	95	71
77	2160	108	81
77	2291	115	86
81	1963	98	74
81	2234	112	84
81	2370	118	89

Charge glycémique et équivalent en morceaux de sucre

par portions d'aliments courants d'activité physique

Aliments
ABRICOT : 1 abricot
ABRICOT SEC : 1 abricot sec
AFTER EIGHT® (chocolat) 1 After Eight
AGNEAU, COTELETTE, CRU : 1 côte d'agneau désossée
AGNEAU, GIGOT : 1 tranche
ALCOOL SEC / EAU DE VIE : 1 verre
AMANDES : 1 cuillère à soupe
ANANAS AU SIROP (conserve) : 1 tranche
ANANAS FRAIS : 1 grosse tranche
APERITIF SUCRE GENRE MARTINI : 1 dose moyenne
ASPERGE : 1/2 assiette
AUBERGINE : 1/2 aubergine moyenne
AUTRUCHE : 1 steak
AVOCAT : 1 avocat dénoyauté
BANANE : 1 banane moyenne
BAR (loup de mer) : 1 portion moyenne
BETTERAVE ROUGE, cuite : 1 portion
BEURRE : 2 noisettes (pour 1 tranche de pain)
BEURRE ALLEGE : 2 noisettes (pour 1 tranche de pain)
BIERE FORTE (BIERE D'ABBAYE) : 1 verre
BIERE SANS ALCOOL : 1 verre
BIERE BLONDE : 1 verre
BIG MAC, GIANT... : 1 pièce
BISCOTTE : 1 biscotte
BISCUIT FOURRE AU CHOCOLAT : 1 biscuit moyen
BISCUIT PETIT BEURRE : 1 biscuit
BISCUITS SALES : 1 biscuit moyen

Portion moyenne en grammes	**Kcal** par portion	**CG** par portion	**Equivalent morceaux de sucre** par portion
50	25	3,2	0,9
25	66	4,9	1,4
13	56	5,0	1,5
55	217	0,0	0,0
100	217	0,0	0,0
80	213	0,0	0,0
12	75	0,5	0,1
35	23	3,5	1,0
100	52	7,5	2,2
125	203	16,9	5,0
200	56	1,2	0,4
150	62	2,0	0,6
125	146	0,0	0,0
120	196	1,2	0,4
125	122	14,8	4,4
150	158	0,0	0,0
50	16	0,5	0,2
12	90	0,0	0,0
12	58	0,0	0,0
330	238	18,8	5,5
250	55	8,3	2,4
250	115	8,5	2,5
250	453	22,5	6,6
10	38	5,4	1,6
15	67	5,6	1,6
15	69	5,3	1,6
15	72	5,1	1,5

Aliments

BISCUITS SUCRES : 1 biscuit moyen
BOEUF (HACHIS) : 1 steak haché
BOEUF (ROASTBEEF) : 1 tranche
BOEUF (STEAK) : 1 steak moyen
BOEUF (ENTRECÔTE) : 1 entrecôte moyenne
BOUDIN BLANC : 1 portion
BOUNTY : 1 barre
BROCOLI : 1/2 assiette
CABILLAUD : 1 portion
CACAHUETES SALEES : 1 cuillère à soupe
CACAO / LAIT CHOCOLATE / CECEMEL : 1 bouteille
CACAO EN POUDRE : 1 cuillère à soupe
CAFE : 1 tasse
CAKE : 1 tranche moyenne
CANARD ROTI : 1/2 magret
CAROTTE, crue : 1 grosse carotte
CAROTTES (cuites) : 1 grosse carotte
CELERI VERT : 1 branche
CELERI-RAVE (cru) : 1/3 d'assiette
CERISES : 1 poignée (25 cerises)
CHAMPIGNONS : 1/3 d'assiette
CHATAIGNE : 1 portion
CHIPS : 1 sachet moyen
CHOCO A TARTINER / NUTELLA : 1 cuillère à soupe
CHOCOLAT AU LAIT : 2 petits carrés
CHOCOLAT NOIR : 2 petits carrés
CHORIZO : 1 tranche
CHOU ROUGE : 1/3 d'assiette
CHOU VERT : 1/3 d'assiette
CHOUCROUTE : 1/4 d'assiette

Portion moyenne en grammes	**Kcal** par portion	**CG** par portion	**Equivalent morceaux de sucre** par portion
15	80	5,7	1,7
125	237	0,0	0,0
35	52	0,0	0,0
150	221	0,0	0,0
150	385	0,0	0,0
100	407	10,0	2,9
45	219	21,6	6,4
200	83	2,1	0,6
200	156	0,0	0,0
15	92	0,5	0,1
250	223	17,5	5,1
15	45	1,2	0,4
150	0	0,0	0,0
25	93	12,5	3,7
200	624	0,0	0,0
70	39	3,2	0,9
70	35	2,7	0,8
60	12	0,4	0,1
150	70	2,1	0,6
200	113	16,1	4,7
100	34	0,8	0,2
50	97	8,8	2,6
90	503	28,2	8,3
25	143	5,1	1,5
25	136	7,3	2,1
25	116	6,8	2,0
5	22	0,0	0,0
100	34	1,0	0,3
100	41	0,7	0,2
180	37	1,2	0,3

Aliments

CHOU-FLEUR : 1/3 d'assiette
CHOUX DE BRUXELLES : 1/3 d'assiette
CIDRE : 1 verre
COCA-COLA 1 cannette de 330 ml
COCA-COLA LIGHT : 1 cannette
COEURS DE PALMIER : 1 portion
COLIN : 1 portion
COMPOTE DE POMMES : 1/4 d'assiette
CONCENTRE DE TOMATES : 1 cuillère à soupe
CONCOMBRE : 10 rondelles
CONFITURE : 1 cuillère à soupe
CONFITURE «LIGHT» : 1 cuillère à soupe
COQUILLE ST JACQUES : 1 portion
CORN FLAKES : 1 grand bol
CORN FLAKES ALL BRAN : 1 grand bol
CORN FLAKES AU MIEL : 1 grand bol
CORN FLAKES FRUIT ' N FIBRE : 1 grand bol
CORN FLAKES SPECIAL K : 1 grand bol
COURGETTE : 1/2 courgette moyenne
COUSCOUS (SEMOULE, CUITE) : 1 fond d'assiette
CREME DESSERT CHOCOLAT, INDUSTRIELLE : 1 barquette
CREME DESSERT INDUSTRIELLE : 1 barquette
CREME FRAICHE 40 % MG : 1 cuillère à soupe
CREME FRAICHE ALLEGEE (20 % MG) : 1 cuillère à soupe
CREME GLACEE (moyenne) : 1 boule
CREPE NATURE : 1 crêpe moyenne
CRESSON : 1 portion
CREVETTES GRISES : 1 portion (1/2 ravier)
CROISSANT : 1 croissant
DATTES SECHES : 4 dattes

Portion moyenne en grammes	**Kcal** par portion	**CG** par portion	**Equivalent morceaux de sucre** par portion
115	32	0,7	0,2
115	55	1,2	0,4
150	63	3,9	1,1
330	142	24,5	7,2
330	1	0,3	0,1
100	33	0,7	0,2
200	216	0,0	0,0
200	188	24,0	7,1
15	9	0,9	0,3
50	10	0,3	0,1
20	55	7,6	2,2
20	52	5,2	1,5
50	81	0,0	0,0
50	147	25,0	7,4
50	176	12,9	3,8
50	167	29,5	8,7
50	168	35,9	10,6
50	193	21,2	6,2
50	9	0,3	0,1
200	226	32,5	9,6
200	353	24,0	7,1
150	247	19,5	5,7
15	58	0,2	0,0
15	33	0,2	0,0
40	101	6,0	1,8
60	150	14,1	4,1
30	3	0,0	0,0
50	52	0,0	0,0
50	223	15,5	4,6
30	93	22,5	6,6

Aliments
DINDE, ESCALOPE, cuite : 1 escalope
EAU MINERALE (moyenne) : 1 verre
ECLAIR : 1 éclair
ENDIVE (chicon) : 1 endive moyenne
EPINARDS (cuits) : 1/3 d'assiette
ESCARGOT, cru : 1 portion
FARINE BLANCHE DE BLE : 1 cuillère à soupe
FIGUES (SECHES) : 3 figues sèches
FISH STICKS (préparés) : 1 fish stick
FLOCONS D'AVOINE : 1 portion
FOIE DE VEAU, cuit : 1 tranche
FOIE GRAS : 1 médaillon
FRAISES : 10 fraises moyennes
FRAMBOISES : 1 ravier
FRITES (huile végétale) : 1/2 assiette
FROMAGE BLANC MAIGRE : 1 portion pour 1 tranche de pain
FROMAGE 40-45 % MG (MOYENNE) : 1 tranche moyenne
FROMAGE BLANC 20 % MG : 1 portion pour 1 tranche de pain
FROMAGE BLANC 40 % MG : 1 portion pour 1 tranche de pain
FROMAGE BRIE 50 % MG : 1 petit triangle
FROMAGE CAMEMBERT 45 % MG : 1/6 de camembert
FROMAGE DE CHEVRE 1/2 SEC : 1 portion
FROMAGE DE CHEVRE SEC : 1 portion
FROMAGE EDAM 45 % MG : 1 tranche moyenne
FROMAGE FETA 45 % MG : 1 portion
FROMAGE FRAIS AUX FRUITS : 1 barquette
FROMAGE FRAIS, MAIGRE, AUX FRUITS : 1 barquette
FROMAGE GOUDA (45 % MG) : 1 tranche moyenne
FROMAGE GRUYERE / EMMENTAL (45 %) : 1 tranche moyenne
FROMAGE LIGHT 20 % MG (MOYENNE) : 1 tranche moyenne

Portion moyenne en grammes	**Kcal** par portion	**CG** par portion	**Equivalent morceaux de sucre** par portion
125	178	0,0	0,0
200	0	0,0	0,0
150	424	33,0	9,7
80	16	0,5	0,1
200	56	1,1	0,3
50	36	0,0	0,0
20	67	10,4	3,1
40	111	16,0	4,7
30	71	3,0	0,9
40	154	14,0	4,1
125	159	0,0	0,0
35	154	0,0	0,0
155	55	4,8	1,4
165	92	7,9	2,3
200	721	59,7	17,6
40	28	0,0	0,0
45	143	0,0	0,0
40	46	0,4	0,1
40	67	0,0	0,0
35	116	0,0	0,0
35	107	0,0	0,0
35	114	0,0	0,0
35	158	0,0	0,0
45	153	0,0	0,0
35	87	0,0	0,0
150	296	19,5	5,7
150	170	15,0	4,4
45	163	0,0	0,0
45	169	0,0	0,0
45	107	0,0	0,0

Aliments

FROMAGE MOZZARELLA : 2 cuillères à soupe (râpé)
FROMAGE PARMESAN : 2 cuillères à soupe (râpé)
FROMAGE ROQUEFORT : 1 portion
FRUITS (MOYENNE) : 1 portion
GAUFRE AU SUCRE : 1 gaufre moyenne
GAUFRE AUX FRUITS : 1 gaufre
GRAISSE D'OIE : 1 cuillère à soupe
GRANY : 1 Grany
HARENG : 1 filet
HARENGS AU VINAIGRE / ROLLMOPS : 1 filet
HARICOTS BLANCS (FEVES), CONSERVE : 1/2 assiette
HARICOTS VERTS : 1/2 assiette
HUILE (MOYENNE) : 1 cuillère à soupe
HUILE D'ARACHIDE : 1 cuillère à soupe
HUILE DE CARTHAME : 1 cuillère à soupe
HUILE DE COLZA : 1 cuillère à soupe
HUILE DE LIN : 1 cuillère à soupe
HUILE DE MAÏS : 1 cuillère à soupe
HUILE DE NOIX : 1 cuillère à soupe
HUILE DE PALME : 1 cuillère à soupe
HUILE DE PEPINS DE RAISIN : 1 cuillère à soupe
HUILE DE POISSON : 1 cuillère à soupe
HUILE DE SOJA : 1 cuillère à soupe
HUILE D'OLIVE : 1 cuillère à soupe
HUILE ISIO 4 : 1 cuillère à soupe
HUITRES : 1 huître
JAMBON CRU DEGRAISSE : 1 fine tranche
JAMBON CUIT DEGRAISSE : 1 tranche
JUS DE CAROTTES : 1 verre
JUS DE PAMPLEMOUSSE, NATURE : 1 verre

Portion moyenne en grammes	**Kcal** par portion	**CG** par portion	**Equivalent morceaux de sucre** par portion
35	77	0,0	0,0
35	129	0,0	0,0
35	122	0,0	0,0
100	66	7,6	2,2
150	546	39,9	11,7
150	540	37,5	11,0
15	132	0,0	0,0
35	136	12,5	3,7
60	131	0,0	0,0
60	137	0,0	0,0
200	232	16,9	5,0
150	41	0,9	0,3
15	135	0,0	0,0
15	135	0,0	0,0
15	135	0,0	0,0
15	135	0,0	0,0
15	135	0,0	0,0
15	135	0,0	0,0
15	135	0,0	0,0
15	135	0,0	0,0
15	135	0,0	0,0
15	125	0,0	0,0
15	135	0,0	0,0
15	135	0,0	0,0
15	135	0,0	0,0
15	9	0,0	0,0
20	51	0,0	0,0
40	52	0,0	0,0
150	56	5,4	1,6
150	71	8,0	2,4

Aliments

JUS DE POMME : 1 verre
JUS DE TOMATES : 1 verre
JUS D'ORANGE NATURE : 1 verre
KETCHUP : 1 cuillère à soupe
KIWI : 1 kiwi, pelé
KRISPROLLS (petit pain suédois) : 1 Krisproll
LAIT 1/2 ECREME : 1 verre
LAIT DE SOJA ENRICHI EN CALCIUM : 1 verre
LAIT DE SOJA, NATURE : 1 verre
LAIT ECREME : 1 verre
LAIT ENTIER : 1 verre
LAITUE NATURE : 1/2 assiette
LAPIN, MOYENNE : 1 cuisse, désossée
LARD (ENTRELARDE) : 1 petite tranche
LEGUMES VARIES : 1/2 assiette
LENTILLES : 1 cuillère à soupe
LIMONADES / COLA : 1 cannette
LOTTE : 1 portion
MAIS DOUX (en conserve) : 1 cuillère à soupe
MANDARINE : 1 mandarine
MANGUE : 1 mangue, dénoyautée
MARGARINE ALLEGEE (à tartiner) : 2 noisettes (pour 1 tranche de pain)
MARGARINE ALLEGEE (à tartiner) OMEGA-3 : 2 noisettes (pour 1 tranche de pain)
MARGARINE DE CUISSON : 1 cuillère à soupe
MARS (barre chocolatée) : 1 barre
MASSEPAIN : 1 petite portion
MAYONNAISE : 1 cuillère à soupe
MAYONNAISE «LIGHT» (DRESSING) : 1 cuillère à soupe
MELON : 1/2 melon
MERLAN (LIEU NOIR) : 1 portion

Portion moyenne en grammes	**Kcal** par portion	**CG** par portion	**Equivalent morceaux de sucre** par portion
150	70	7,0	2,1
150	31	2,5	0,7
150	67	8,1	2,4
15	16	1,5	0,4
85	55	6,6	1,9
13	45	3,6	1,1
150	72	2,1	0,6
150	78	3,3	1,0
150	78	3,3	1,0
150	57	2,4	0,7
150	93	1,8	0,5
70	13	0,3	0,1
150	195	0,0	0,0
125	770	0,0	0,0
175	69	1,6	0,5
20	22	1,2	0,4
330	133	22,4	6,6
200	155	0,0	0,0
15	13	1,2	0,4
90	51	6,2	1,8
250	185	21,7	6,4
12	44	0,0	0,0
12	41	0,0	0,0
15	114	0,0	0,0
56	243	26,1	7,7
30	160	17,4	5,1
15	111	0,0	0,0
15	46	0,3	0,1
290	106	15,9	4,7
200	216	0,0	0,0

Aliments

MIEL : 1 portion (pour 1 tranche de pain)
MILKY WAY : 1 Milky Way
MOULES CUITES : 1 kg de moules non décortiquées
MUESLI (corn flakes) : 1 grand bol
NAVET : 1/3 d'assiette
NECTARINE : 1 nectarine
NOISETTES : 1 cuillère à soupe
NOIX : 1 cuillère à soupe
OEUF (BLANC) : 1 blanc
OEUF (JAUNE) : 1 jaune
OEUF ENTIER
OIGNONS : 1 gros oignon
OLIVES EN SAUMURE : 3 olives
ORANGE : 1 orange moyenne
PAIN (BAGUETTE DE 400 GR) : 1/4 de baguette
PAIN BLANC : 1 tranche moyenne
PAIN COMPLET AUX CEREALES : 1 tranche moyenne
PAIN DE SEIGLE FONCE : 1 tranche moyenne
PAIN GRIS : 1 tranche moyenne
PAIN AU CHOCOLAT : 1 pain au chocolat
PAIN (BAGUETTE DE 250 G) : 1/4 de baguette
PAMPLEMOUSSE : 1 pamplemousse
PASTEQUE : 1 quartier moyen
PATE DE FOIE : 1 portion, pour 1 tranche de pain
PATES (pesées crues) : 1 portion de 100 g (250 g après cuisson)
PATES COMPLETES (CRUES) : 1 portion de 100 g (250 g après cuisson)
PECHE : 1 pêche
PETIT SUISSE GERVAIS : 1 Petit Suisse
PETIT SUISSE GERVAIS MAIGRE : 1 Petit Suisse
PETITS POIS, cuits : 1/2 assiette

Portion moyenne en grammes	**Kcal** par portion	**CG** par portion	**Equivalent morceaux de sucre** par portion
35	116	15,9	4,7
30	130	9,6	2,8
220	244	0,0	0,0
50	165	20,0	5,9
200	46	1,5	0,4
175	76	7,0	2,1
15	99	0,5	0,2
15	95	0,6	0,2
30	15	0,0	0,0
30	106	0,0	0,0
60	90	0,0	0,0
150	71	2,3	0,7
15	22	0,1	0,0
250	138	13,2	3,9
100	268	48,8	14,4
30	88	14,6	4,3
35	86	7,0	2,1
35	87	9,6	2,8
35	86	13,0	3,8
80	357	28,8	8,5
65	184	31,9	9,4
360	162	9,6	2,8
250	96	16,2	4,8
35	111	0,0	0,0
100	334	32,4	9,5
100	323	25,6	7,5
180	70	6,8	2,0
60	97	0,5	0,2
60	52	0,6	0,2
150	85	6,0	1,8

Aliments

PINTADE : 1 portion

PIPAS (graines de tournesol) : 1 petit ramequin

PIZZA : 1 pizza de pizzeria

POIRE : 1 poire moyenne

POIREAUX : 1/3 d'assiette

POISSON (MOYENNE) : 1 portion

POIVRON, cru : 1/2 poivron

POMME : 1 pomme moyenne

POMMES DE TERRE (CROQUETTES) : 1 croquette

POMMES DE TERRE BOUILLIES : 1 pomme de terre moyenne

PORC (FILET) : 1 portion

PORC, COTELETTE : 1 côtelette désossée

PORC, ROTI, cuit : 1 tranche

POTAGE/SOUPE AVEC FECULENTS : 1 assiette

POTAGE/SOUPE SANS M.G. NI FECULENTS : 1 assiette

POULET : 1 blanc avec aile

POULET (CUISSE, ROTI) : 1 cuisse désossée

PRUNEAUX : 1 portion

PRUNES : 1 prune moyenne

PUDDING SANS SUCRE : 1 ravier

PUREE DE POMMES DE TERRE : 1/4 d'assiette

RAISINS : 1 grappe de 250 g

RAVIOLI / CANNELLONI, EN CONSERVE : 1 boîte

RIZ AU LAIT : 1/2 boîte

RIZ BASMATI CRU : 1/2 sachet : 30 g (100 g après cuisson)

RIZ BLANC CRU : 1/2 sachet : 30 g (100 g après cuisson)

RIZ BLANC, CUIT : 1/2 sachet : 100 g 30 g avant cuisson)

RIZ COMPLET, cuit : 1/2 sachet : 100 g 30 g avant cuisson)

SAINDOUX : 1 cuillère à soupe rase

SALADE DE LEGUMES VARIES (NATURE) : 1/3 d'assiette

Portion moyenne en grammes	**Kcal** par portion	**CG** par portion	**Equivalent morceaux de sucre** par portion
150	212	0,0	0,0
50	320	2,1	0,6
400	1132	69,6	20,5
250	128	9,0	2,6
150	94	3,2	0,9
200	282	0,0	0,0
75	15	0,4	0,1
220	132	11,5	3,4
25	61	4,3	1,3
70	63	12,3	3,6
150	175	0,0	0,0
140	293	0,0	0,0
60	116	0,0	0,0
250	104	3,0	0,9
250	71	2,0	0,6
150	254	0,0	0,0
120	211	0,0	0,0
50	186	13,0	3,8
50	25	2,2	0,7
200	122	2,0	0,6
200	241	23,9	7,0
250	184	18,4	5,4
400	370	16,0	4,7
185	270	40,0	11,7
30	103	13,8	4,1
30	103	19,8	5,8
100	126	24,1	7,1
100	135	22,0	6,5
14	126	0,0	0,0
100	26	1,3	0,4

Aliments

SANDWICH «DAGOBERT» : 1 grand sandwich
SARDINES : 1 portion
SARDINES A L'HUILE (EGOUTTEES) : 1 boîte, égouttée
SAUCE BECHAMEL : 1 cuillère à soupe
SAUCISSE DE PORC : 1 saucisse
SAUCISSONS DIVERS (MOYENNE) : 1 tranche moyenne
SAUMON D'ELEVAGE : 1 portion
SAUMON FUME D'ELEVAGE : 1 tranche
SAUMON FUME SAUVAGE : 1 tranche
SEL : 1 dose
SNICKERS : 1 Snickers
SOJA (GERMES) : 1/3 d'assiette
SOLE : 1 sole
SPAGHETTI BOLOGNAISE : 1 grosse assiette à soupe
SUCRE : 1 morceau
SURIMI : 1 bâtonnet
TARTE (MOYENNE) : 1 morceau (1/4 de tarte)
THON : 1 portion
THON A L'HUILE, EN CONSERVE : 1 petite boîte, égouttée
THON AU NATUREL, EN CONSERVE : 1 petite boîte, égouttée
TOMATES : 1 tomate moyenne
TRUITE : 1 truite
VEAU, COTE : 1 côte de veau
VEAU, ESCALOPE : 1 escalope
VIANDE (MOYENNE) : 1 portion moyenne
VIN : 1 verre
YAOURT AUX FRUITS : 1 yaourt
YAOURT ENTIER, NATURE : 1 yaourt
YAOURT MAIGRE : 1 yaourt
YAOURT MAIGRE AUX FRUITS : 1 yaourt

Portion moyenne en grammes	**Kcal** par portion	**CG** par portion	**Equivalent morceaux de sucre** par portion
400	1042	93,5	27,5
200	236	0,0	0,0
90	186	0,0	0,0
20	77	4,1	1,2
100	382	0,0	0,0
10	38	0,0	0,0
200	407	0,0	0,0
25	48	0,0	0,0
25	45	0,0	0,0
2	0	0,0	0,0
45	206	16,0	4,7
100	34	0,0	0,0
150	149	0,0	0,0
400	1069	63,7	18,7
5	20	3,4	1,0
25	23	0,0	0,0
100	295	26,0	7,6
200	461	0,0	0,0
75	214	0,0	0,0
100	111	0,0	0,0
125	29	0,9	0,3
150	156	0,0	0,0
150	306	0,0	0,0
125	131	0,0	0,0
135	272	0,0	0,0
125	95	0,4	0,1
125	138	5,3	1,6
125	79	1,3	0,4
125	61	2,1	0,6
125	115	5,6	1,7

Composition des aliments courants

pour 100 g

Aliment	Proteines	Glucides	CG
ABRICOT	1,4	11,1	6,3
ABRICOT SEC	3,4	62,6	19,4
AFTER EIGHT (chocolat)	2,2	76,8	38,4
AGNEAU, COTELETTE, CRU	30,0	0,0	0,0
AGNEAU, GIGOT	25,0	0,0	0,0
ALCOOL SEC / EAU DE VIE	0,0	0,0	0,0
AMANDES	19,0	19,3	3,9
ANANAS AU SIROP (conserve)	0,4	16,0	10,0
ANANAS FRAIS	0,4	12,6	7,5
APERITIF SUCRE GENRE MARTINI	0,0	13,5	13,5
ASPERGE	2,7	4,1	0,6
AUBERGINE	1,2	8,7	1,3
AUTRUCHE	22,1	0,0	0,0
AVOCAT	1,9	8,0	1,0
BANANE	1,2	22,8	11,9
BAR (loup de mer)	23,6	0,0	0,0
BETTERAVE ROUGE	0,7	7,1	1,1
BEURRE	0,9	0,0	0,0
BEURRE ALLEGE	3,3	0,0	0,0
BIERE FORTE	0,4	5,7	5,7
BIERE SANS ALCOOL	0,3	3,3	3,3
BIERE BLONDE	0,4	3,4	3,4
BIG MAC, GIANT...	14,0	18,0	9,0
BISCOTTE	12,5	73,0	54,0
BISCUIT FOURRE AU CHOCOLAT	5,3	71,6	37,3
BISCUIT PETIT BEURRE	6,1	68,9	35,1
BISCUITS SALES	7,4	61,0	34,0

Lipides	AGS	AGMI	AGPI	Alcool	Kcal
0,0	0,00	0,0	0,00	0,0	50
0,2	0,02	0,1	0,07	0,0	265
13,1	8,18	4,4	0,52	0,0	434
30,6	16,00	13,0	1,60	0,0	395
13,0	6,40	5,7	0,90	0,0	217
0,0	0,00	0,0	0,00	38,0	266
52,4	4,40	37,0	11,00	0,0	625
0,0	0,00	0,0	0,00	0,0	66
0,0	0,00	0,0	0,00	0,0	52
0,0	0,00	0,0	0,00	15,5	163
0,1	0,00	0,0	0,10	0,0	28
0,2	0,00	0,0	0,18	0,0	41
3,1	1,17	1,2	0,73	0,0	116
13,7	2,13	9,8	1,82	0,0	163
0,2	0,10	0,0	0,10	0,0	98
1,2	0,66	0,5	0,00	0,0	105
0,0	0,00	0,0	0,00	0,0	31
83,2	51,00	29,0	3,20	0,0	752
52,3	34,32	15,9	2,05	0,0	484
0,0	0,00	0,0	0,00	6,8	72
0,0	0,00	0,0	0,00	1,1	22
0,0	0,00	0,0	0,00	4,4	46
5,9	5,90	6,6	0,00	0,0	181
4,5	1,50	2,0	1,00	0,0	383
15,6	2,68	10,6	2,26	0,0	448
17,6	11,05	5,5	0,98	0,0	458
23,2	10,30	11,7	1,20	0,0	482

Aliment	Proteines	Glucides	CG
BISCUITS SUCRES	6,1	70,0	38,0
BOEUF (hachis)	19,0	0,0	0,0
BOEUF (roast-beef)	22,5	0,0	0,0
BOEUF (steak)	28,0	0,0	0,0
BŒUF (entrecôte)	24,9	0,0	0,0
BOUDIN BLANC	11,1	25,0	10,0
BOUNTY	4,6	59,0	48,0
BROCOLI	3,0	7,2	1,1
CABILLAUD	18,0	0,0	0,0
CACAHUETES SALEES	25,3	21,5	3,0
CACAO / LAIT CHOCOLATE	3,4	11,0	7,0
CACAO EN POUDRE	18,0	12,0	8,0
CAFE	0,0	0,0	0,0
CAKE	5,1	60,0	50,0
CANARD ROTI	19,0	0,0	0,0
CAROTTE, CRUE	0,9	9,6	4,5
CAROTTES	0,8	8,2	3,9
CELERI VERT	0,8	4,0	0,6
CELERI-RAVE	1,5	9,2	1,4
CERISES	1,3	12,2	8,1
CHAMPIGNONS	2,2	5,3	0,8
CHATAIGNE	1,6	44,2	17,7
CHIPS	6,0	55,0	31,4
CHOCO A TARTINER / NUTELLA ®	5,9	62,2	20,5
CHOCOLAT AU LAIT	8,0	59,4	29,1
CHOCOLAT NOIR	5,2	53,0	27,0
CHORIZO	24,1	1,9	0,0
CHOU ROUGE	1,5	6,9	1,0
CHOU VERT	4,3	4,4	0,7
CHOUCROUTE	0,9	4,3	0,6

Lipides	AGS	AGMI	AGPI	Alcool	Kcal
25,2	12,30	11,7	1,20	0,0	531
12,6	6,20	5,9	0,50	0,0	189
6,5	2,70	3,5	0,30	0,0	149
3,9	1,70	2,0	0,20	0,0	147
17,4	8,09	8,6	0,71	0,0	257
29,2	13,90	12,7	2,60	0,0	407
25,9	21,60	3,3	1,00	0,0	488
0,1	0,00	0,0	0,10	0,0	42
0,7	0,10	0,1	0,47	0,0	78
47,5	9,50	24,0	14,00	0,0	615
3,5	2,70	0,7	0,10	0,0	89
20,0	12,00	7,0	1,00	0,0	300
0,0	0,00	0,0	0,00	0,0	0
12,5	8,00	3,8	0,70	0,0	373
26,2	9,67	12,9	3,65	0,0	312
1,6	0,90	0,6	0,10	0,0	56
1,6	0,90	0,6	0,10	0,0	50
0,0	0,00	0,0	0,00	0,0	19
0,4	0,25	0,0	0,16	0,0	46
0,3	0,10	0,1	0,10	0,0	57
0,5	0,33	0,0	0,15	0,0	34
1,2	0,24	0,4	0,49	0,0	194
35,0	18,00	8,0	9,00	0,0	559
33,3	8,80	14,9	9,60	0,0	572
30,4	19,30	10,1	1,00	0,0	543
25,8	15,70	9,2	0,90	0,0	465
36,2	14,38	18,4	3,46	0,0	430
0,0	0,00	0,0	0,00	0,0	34
0,7	0,10	0,1	0,50	0,0	41
0,0	0,00	0,0	0,00	0,0	21

Aliment	Proteines	Glucides	CG
CHOU-FLEUR	2,5	4,1	0,6
CHOUX DE BRUXELLES	4,3	7,1	1,1
CIDRE	0,0	2,6	2,6
COCA COLA	0,0	10,8	7,4
COCA COLA LIGHT	0,0	0,1	0,1
COEURS DE PALMIER	2,5	4,7	0,7
COLIN	23,5	0,0	0,0
COMPOTE DE POMMES	0,1	22,0	12,0
CONCENTRE DE TOMATES	2,3	13,0	6,0
CONCOMBRE	0,7	3,6	0,5
CONFITURE	0,3	69,0	38,0
CONFITURE «LIGHT»	0,1	65,0	26,0
COQUILLE ST JACQUES	18,1	0,0	0,0
CORN FLAKES	8,0	64,0	50,0
CORN FLAKES ALL BRAN	12,0	76,0	25,8
CORN FLAKES AU MIEL	5,0	77,0	59,0
CORN FLAKES FRUIT ' N FIBRE	8,5	75,6	71,8
CORN FLAKES SPECIAL K	14,0	75,5	42,3
COURGETTE	0,6	3,9	0,6
COUSCOUS (SEMOULE, CUITE)	4,0	24,0	16,3
CREME DESSERT CHOCOLAT	4,2	19,0	12,0
CREME DESSERT INDUSTRIELLE	3,9	21,0	13,0
CREME FRAICHE 40 % MG	2,4	3,1	1,1
CREME FRAICHE ALLEGEE (20 % MG)	2,6	5,9	1,0
CREME GLACEE (moyenne)	3,5	25,0	15,0
CREPE NATURE	6,4	35,0	23,5
CRESSON	1,6	0,3	0,0
CREVETTES GRISES	23,8	0,0	0,0
CROISSANT	9,2	46,0	31,0
DATTES SECHES	1,9	75,0	75,0

Lipides	AGS	AGMI	AGPI	Alcool	Kcal
0,2	0,10	0,0	0,10	0,0	28
0,3	0,10	0,0	0,20	0,0	48
0,0	0,00	0,0	0,00	4,5	42
0,0	0,00	0,0	0,00	0,0	43
0,0	0,00	0,0	0,00	0,0	0
0,5	0,13	0,1	0,22	0,0	33
1,6	0,40	0,4	0,72	0,0	108
0,6	0,30	0,1	0,20	0,0	94
0,0	0,00	0,0	0,00	0,0	61
0,2	0,10	0,0	0,10	0,0	19
0,0	0,00	0,0	0,00	0,0	277
0,0	0,00	0,0	0,00	0,0	260
10,0	2,67	4,5	2,83	0,0	162
0,6	0,10	0,2	0,30	0,0	293
0,0	0,00	0,0	0,00	0,0	352
0,6	0,10	0,2	0,30	0,0	333
0,0	0,00	0,0	0,00	0,0	336
3,1	0,40	1,0	1,70	0,0	386
0,0	0,00	0,0	0,00	0,0	18
0,1	0,03	0,0	0,06	0,0	113
9,3	6,70	1,2	1,40	0,0	177
7,3	6,70	0,4	0,15	0,0	165
40,8	29,70	10,1	1,00	0,0	389
21,0	15,00	5,0	1,00	0,0	223
15,4	10,33	4,5	0,60	0,0	253
9,4	2,47	2,5	4,50	0,0	251
0,3	0,10	0,1	0,10	0,0	10
1,0	0,40	0,2	0,40	0,0	104
25,1	18,00	6,3	0,80	0,0	447
0,4	0,10	0,1	0,20	0,0	311

Aliment	Proteines	Glucides	CG
DINDE, ESCALOPE	30,0	0,0	0,0
EAU MINERALE (moyenne)	0,0	0,0	0,0
ECLAIR	6,4	32,0	22,0
ENDIVE (chicon)	0,9	4,0	0,6
EPINARDS	2,8	3,8	0,6
ESCARGOT	16,1	0,0	0,0
FARINE BLANCHE DE BLE	9,8	72,0	52,0
FIGUES (sèches)	3,5	65,0	40,0
FISH STICKS (préparés)	14,7	17,0	10,0
FLOCONS D'AVOINE	13,5	65,0	35,0
FOIE DE VEAU	19,0	3,6	0,0
FOIE GRAS	10,0	3,0	0,0
FRAISES	0,8	7,7	3,1
FRAMBOISES	1,3	11,9	4,8
FRITES (huile végétale)	4,6	39,8	29,9
FROMAGE BLANC MAIGRE	13,5	3,2	0,0
FROMAGE 40-45 % MG (moyenne)	23,8	0,0	0,0
FROMAGE BLANC 20 % MG	12,5	3,7	1,0
FROMAGE BLANC 40 % MG	11,1	3,7	0,0
FROMAGE BRIE 50 % MG	22,6	0,0	0,0
FROMAGE CAMEMBERT 45 % MG	22,5	0,0	0,0
FROMAGE DE CHEVRE 1/2 SEC	18,3	0,1	0,0
FROMAGE DE CHEVRE SEC	27,6	0,0	0,0
FROMAGE EDAM 45 % MG	26,0	0,0	0,0
FROMAGE FETA 45 % MG	18,0	0,0	0,0
FROMAGE FRAIS AUX FRUITS	6,2	20,0	13,0
FROMAGE FRAIS, MAIGRE, AUX FRUITS	9,4	15,6	10,0
FROMAGE GOUDA (45 % MG)	25,5	0,0	0,0
FROMAGE GRUYERE / EMMENTAL (45 %)	28,7	0,0	0,0
FROMAGE LIGHT 20 % MG (MOYENNE)	27,0	0,0	0,0

Lipides	AGS	AGMI	AGPI	Alcool	Kcal
2,5	1,00	0,6	0,90	0,0	143
0,0	0,00	0,0	0,00	0,0	0
14,3	4,09	6,5	3,77	0,0	283
0,0	0,00	0,0	0,00	0,0	20
0,2	0,00	0,0	0,20	0,0	28
0,9	0,36	0,3	0,24	0,0	72
0,9	0,20	0,2	0,50	0,0	335
0,4	0,10	0,1	0,20	0,0	278
12,2	2,82	2,6	6,76	0,0	236
8,0	2,00	3,0	3,00	0,0	386
4,1	2,11	1,0	1,00	0,0	127
43,0	12,00	25,0	6,00	0,0	439
0,2	0,00	0,0	0,20	0,0	36
0,3	0,00	0,0	0,30	0,0	56
20,3	8,54	10,8	1,00	0,0	361
0,3	0,10	0,1	0,10	0,0	69
24,7	16,87	7,1	0,75	0,0	318
5,5	4,00	1,3	0,20	0,0	114
11,9	8,20	3,4	0,30	0,0	166
26,8	18,50	7,5	0,80	0,0	332
24,1	16,00	7,4	0,70	0,0	307
28,0	19,00	7,6	1,40	0,0	326
38,0	24,00	12,0	2,00	0,0	452
26,3	17,57	8,1	0,60	0,0	341
19,5	13,70	5,2	0,60	0,0	248
10,3	6,90	3,0	0,40	0,0	198
1,5	1,00	0,4	0,10	0,0	114
29,0	20,20	7,7	1,10	0,0	363
29,0	20,20	7,7	1,10	0,0	376
14,5	8,45	3,6	2,45	0,0	239

Aliment	Proteines	Glucides	CG
FROMAGE MOZZARELLA	19,9	0,0	0,0
FROMAGE PARMESAN	36,0	0,0	0,0
FROMAGE ROQUEFORT	21,5	0,0	0,0
FRUITS (moyenne)	1,0	15,4	7,6
GAUFRE AU SUCRE	6,2	35,0	26,6
GRAISSE D'OIE	0,0	0,0	0,0
GRANY	6,8	60,0	35,8
HARENG	18,5	0,0	0,0
HARENGS AU VINAIGRE / ROLLMOPS	18,0	0,0	0,0
HARICOTS BLANCS (FEVES), CONSERVE	7,0	21,1	8,4
HARICOTS VERTS	2,4	3,9	0,6
HUILE (moyenne)	0,0	0,0	0,0
HUILE D'ARACHIDE	0,0	0,0	0,0
HUILE DE CARTHAME	0,0	0,0	0,0
HUILE DE COLZA	0,0	0,0	0,0
HUILE DE LIN	0,0	0,0	0,0
HUILE DE MARS	0,0	0,0	0,0
HUILE DE NOIX	0,0	0,0	0,0
HUILE DE PALME	0,0	0,0	0,0
HUILE DE PEPINS DE RAISIN	0,0	0,0	0,0
HUILE DE POISSON	0,0	0,0	0,0
HUILE DE SOJA	0,0	0,0	0,0
HUILE DE TOURNESOL	0,0	0,0	0,0
HUILE D'OLIVE	0,0	0,0	0,0
HUILE ISIO 4 ®	0,0	0,0	0,0
HUITRES	9,0	3,9	0,0
JAMBON CRU DEGRAISSE	26,0	0,0	0,0
JAMBON CUIT DEGRAISSE	22,0	0,8	0,0
JUS DE CAROTTES	0,9	8,4	3,6
JUS DE PAMPLEMOUSSE, NATURE	0,5	11,1	5,3

Lipides	AGS	AGMI	AGPI	Alcool	Kcal
15,6	10,30	4,8	0,50	0,0	220
24,8	17,00	7,2	0,60	0,0	367
29,1	19,10	8,6	1,40	0,0	348
0,0	0,00	0,0	0,00	0,0	66
22,1	10,10	11,0	1,00	0,0	364
97,6	28,00	59,0	10,60	0,0	878
13,4	6,70	5,1	1,60	0,0	388
16,1	3,70	9,0	3,40	0,0	219
17,3	5,30	8,9	3,10	0,0	228
0,4	0,10	0,1	0,20	0,0	116
0,2	0,10	0,0	0,10	0,0	27
100,0	15,42	45,4	39,15	0,0	900
100,0	21,00	54,0	25,00	0,0	900
100,0	9,00	12,0	79,00	0,0	900
100,0	9,00	60,0	31,00	0,0	900
100,0	14,00	18,0	68,00	0,0	900
100,0	17,00	29,0	54,00	0,0	900
100,0	11,00	17,0	72,00	0,0	900
100,0	52,00	38,0	10,00	0,0	900
100,0	16,00	17,0	67,00	0,0	900
92,5	28,80	39,2	24,50	0,0	833
100,0	17,00	21,0	62,00	0,0	900
100,0	13,00	22,0	65,00	0,0	900
100,0	15,00	75,0	10,00	0,0	900
99,9	14,21	39,6	46,03	0,0	899
1,0	0,40	0,2	0,40	0,0	61
16,8	7,80	7,7	1,30	0,0	255
4,2	1,90	2,0	0,30	0,0	129
0,0	0,00	0,0	0,00	0,0	37
0,1	0,00	0,0	0,10	0,0	47

Aliment	Proteines	Glucides	CG
JUS DE POMME	0,1	11,7	4,7
JUS DE TOMATES	0,8	4,3	1,6
JUS D'ORANGE NATURE	0,5	10,4	5,4
KETCHUP	1,0	25,0	10,0
KIWI	1,1	14,7	7,8
KRISPROLLS (petit pain suédois)	14,0	62,0	28,0
LAIT 1/2 ECREME	3,4	4,7	1,4
LAIT DE SOJA ENRICHI EN CALCIUM	3,6	4,9	2,2
LAIT DE SOJA, NATURE	3,6	4,9	2,2
LAIT ECREME	4,3	5,0	1,6
LAIT ENTIER	3,5	4,5	1,2
LAITUE NATURE	1,3	3,0	0,4
LAPIN, MOYENNE	21,0	0,0	0,0
LARD (entrelardé)	10,0	0,0	0,0
LEGUMES VARIES	2,8	6,1	0,9
LENTILLES	7,5	20,1	6,0
LIMONADES / COLA	0,1	10,0	6,8
LOTTE	18,0	0,0	0,0
MAIS DOUX (conserve)	3,0	15,4	8,3
MANDARINE	0,7	13,3	6,9
MANGUE	0,6	17,0	8,7
MARGARINE ALLEGEE (minarine)	0,0	0,5	0,0
MARGARINE ALLEGEE (minarine) OMEGA 3	0,0	0,0	0,0
MARGARINE DE CUISSON	0,2	0,0	0,0
MARS (barre chocolatée)	4,5	71,7	46,6
MASSEPAIN	5,3	68,0	58,0
MAYONNAISE	1,5	1,3	0,0
MAYONNAISE «LIGHT» (dressing)	0,8	6,3	2,0
MELON	1,0	8,2	5,5
MERLAN (lieu noir)	24,9	0,0	0,0

Lipides	AGS	AGMI	AGPI	Alcool	Kcal
0,0	0,00	0,0	0,00	0,0	47
0,0	0,00	0,0	0,00	0,0	20
0,1	0,00	0,0	0,10	0,0	45
0,5	0,00	0,5	0,00	0,0	109
0,2	0,00	0,1	0,10	0,0	65
4,5	1,50	2,0	1,00	0,0	345
1,8	1,20	0,5	0,10	0,0	48
2,0	0,30	0,4	1,30	0,0	52
2,0	0,30	0,4	1,30	0,0	52
0,1	0,10	0,0	0,00	0,0	38
3,3	2,20	1,0	0,10	0,0	62
0,1	0,00	0,0	0,10	0,0	18
5,1	2,50	2,1	0,50	0,0	130
64,0	30,00	30,0	4,00	0,0	616
0,4	0,06	0,0	0,36	0,0	39
0,2	0,00	0,1	0,10	0,0	112
0,0	0,00	0,0	0,00	0,0	40
0,6	0,20	0,1	0,30	0,0	77
1,1	0,20	0,4	0,50	0,0	84
0,1	0,00	0,0	0,10	0,0	57
0,4	0,10	0,2	0,10	0,0	74
40,3	10,30	13,0	17,00	0,0	365
37,5	7,50	17,0	13,00	0,0	338
84,6	25,00	35,0	24,60	0,0	762
14,4	7,79	6,0	0,64	0,0	435
26,7	2,50	19,0	5,20	0,0	534
80,7	10,80	24,7	45,20	0,0	738
31,0	5,00	7,0	19,00	0,0	307
0,0	0,00	0,0	0,00	0,0	37
0,9	0,17	0,1	0,62	0,0	108

Aliment	Proteines	Glucides	CG
MIEL	0,3	82,4	45,3
MILKY WAY	2,8	72,4	31,9
MOULES CUITES	18,0	0,0	0,0
MUESLI (corn flakes)	10,0	71,0	40,0
NAVET	0,7	5,1	0,8
NECTARINE	0,9	10,0	4,0
NOISETTES	12,0	17,6	3,5
NOIX	15,0	10,0	4,0
OEUF (blanc)	11,1	0,7	0,0
OEUF (jaune)	16,6	0,0	0,0
OEUF ENTIER	12,5	1,0	0,0
OIGNONS	1,3	10,1	1,5
OLIVES EN SAUMURE	1,3	6,2	0,9
ORANGE	1,0	12,5	5,3
PAIN (BAGUETTE DE 400 GR)	8,0	57,4	48,8
PAIN BLANC	8,7	57,4	48,8
PAIN COMPLET AUX CEREALES	11,0	46,0	20,0
PAIN DE SEIGLE FONCE	8,7	47,5	27,6
PAIN GRIS	7,0	53,0	37,0
PAIN AU CHOCOLAT	5,0	60,0	36,0
PAIN, BAGUETTE	8,4	58,0	49,0
PAMPLEMOUSSE	0,6	10,7	2,7
PASTEQUE	0,6	9,0	6,5
PATE DE FOIE	14,1	0,8	0,0
PATES (crues)	12,3	69,0	32,4
PATES (cuites)	4,0	44,0	11,3
PATES COMPLETES (crues)	12,3	64,0	25,6
PECHE	0,8	9,0	3,8
PETIT SUISSE GERVAIS	8,2	4,0	0,9
PETIT SUISSE GERVAIS MAIGRE	7,8	5,1	1,0

Lipides	AGS	AGMI	AGPI	Alcool	Kcal
0,0	0,00	0,0	0,00	0,0	331
14,9	8,46	5,9	0,57	0,0	435
4,3	1,50	1,4	1,40	0,0	111
0,6	0,10	0,2	0,30	0,0	329
0,0	0,00	0,0	0,00	0,0	23
0,0	0,00	0,0	0,00	0,0	44
59,9	4,40	49,0	6,50	0,0	658
59,0	7,00	10,0	42,00	0,0	631
0,2	0,10	0,1	0,00	0,0	49
31,9	11,20	15,2	5,50	0,0	354
10,7	4,10	5,2	1,40	0,0	150
0,2	0,10	0,0	0,10	0,0	47
13,2	1,80	10,0	1,40	0,0	149
0,1	0,00	0,0	0,10	0,0	55
0,7	0,20	0,1	0,40	0,0	268
3,1	0,90	0,8	1,40	0,0	292
2,0	0,70	0,5	0,80	0,0	246
2,5	0,44	0,9	1,15	0,0	247
0,7	0,20	0,1	0,40	0,0	240
20,7	12,00	7,7	1,00	0,0	446
1,9	0,60	0,4	0,90	0,0	283
0,0	0,00	0,0	0,00	0,0	45
0,0	0,00	0,0	0,00	0,0	38
28,7	12,50	14,3	1,90	0,0	318
1,0	0,20	0,2	0,60	0,0	334
1,5	0,50	0,5	0,50	0,0	206
2,0	0,40	0,6	1,00	0,0	323
0,0	0,00	0,0	0,00	0,0	39
12,6	8,20	3,9	0,50	0,0	162
3,9	2,50	1,3	0,10	0,0	87

Aliment	Proteines	Glucides	CG
PETITS POIS, CUITS	3,8	9,8	4,0
PINTADE	23,4	0,0	0,0
PIPAS	17,2	21,0	4,2
PIZZA	8,0	29,0	17,4
POIRE	0,3	12,0	3,6
POIREAUX	1,5	14,2	2,1
POISSON (moyenne)	21,8	0,0	0,0
POIVRON	0,9	3,9	0,6
POMME	0,3	13,8	5,2
POMMES DE TERRE (CROQUETTES)	4,0	21,0	17,0
POMMES DE TERRE BOUILLIES	2,3	20,0	17,6
PORC (filet)	22,0	0,0	0,0
PORC, COTELETTE, CRU	21,0	0,0	0,0
PORC (rôti)	17,0	0,0	0,0
POTAGE / SOUPE AVEC FECULENTS	2,0	5,0	1,2
POULET	19,3	0,0	0,0
POULET (cuisse, rôti)	19,0	0,0	0,0
PRUNEAUX	3,7	89,1	26,0
PRUNES	0,8	11,4	4,5
PUDDING SANS SUCRE	2,6	4,8	1,0
PUREE DE POMMES DE TERRE	2,7	16,1	11,9
RAISINS	0,6	17,2	9,1
RAVIOLI / CANNELLONI (conserve)	4,7	11,0	4,0
RIZ AU LAIT	3,3	26,0	21,6
RIZ BASMATI CRU	6,6	79,3	46,0
RIZ BLANC CRU	6,6	79,3	65,9
RIZ BLANC, CUIT	2,6	29,0	24,1
RIZ COMPLET, CUIT	2,6	29,0	22,0
SAINDOUX	0,0	0,0	0,0
SALADE DE LEGUMES VARIES (NATURE)	1,1	4,4	1,3

Lipides	AGS	AGMI	AGPI	Alcool	Kcal
0,3	0,10	0,0	0,20	0,0	57
5,3	1,73	2,3	1,27	0,0	142
54,2	5,96	10,8	37,47	0,0	641
15,0	6,00	6,0	3,00	0,0	283
0,2	0,00	0,1	0,10	0,0	51
0,0	0,00	0,0	0,00	0,0	63
6,0	1,55	2,0	2,44	0,0	141
0,1	0,00	0,0	0,10	0,0	20
0,4	0,20	0,0	0,20	0,0	60
15,8	4,00	4,2	7,60	0,0	242
0,1	0,00	0,0	0,10	0,0	90
3,2	2,00	1,0	0,20	0,0	117
13,9	5,80	6,8	1,30	0,0	209
14,0	5,60	6,9	1,50	0,0	194
1,5	0,90	0,5	0,10	0,0	42
10,2	3,50	4,6	2,10	0,0	169
11,1	3,70	4,4	3,00	0,0	176
0,0	0,00	0,0	0,00	0,0	371
0,1	0,00	0,0	0,10	0,0	50
3,5	2,90	0,5	0,10	0,0	61
5,0	2,80	1,4	0,80	0,0	120
0,3	0,10	0,0	0,20	0,0	74
3,3	1,40	1,6	0,30	0,0	93
3,2	2,60	0,5	0,10	0,0	146
0,0	0,00	0,0	0,00	0,0	344
0,0	0,00	0,0	0,00	0,0	344
0,0	0,00	0,0	0,00	0,0	126
1,0	0,30	0,3	0,40	0,0	135
100,0	49,90	40,0	10,10	0,0	900
0,5	0,23	0,2	0,10	0,0	26

Aliment	Proteines	Glucides	CG
SANDWICH «DAGOBERT»	10,2	28,5	23,4
SARDINES	20,0	0,0	0,0
SARDINES A L'HUILE (égouttées)	24,1	0,0	0,0
SAUCE BECHAMEL	4,7	25,5	20,7
SAUCISSE DE PORC	18,9	0,0	0,0
SAUCISSONS DIVERS (moyenne)	14,5	1,6	0,0
SAUMON D'ELEVAGE	21,0	0,0	0,0
SAUMON FUME D'ELEVAGE	22,1	0,0	0,0
SAUMON FUME SAUVAGE	25,4	0,0	0,0
SEL	0,0	0,0	0,0
SNICKERS	9,1	64,2	35,5
SOJA (germes)	5,5	1,0	0,0
SOLE	21,5	0,0	0,0
SPAGHETTI BOLOGNAISE	12,3	34,4	15,9
SUCRE	0,0	100,0	68,0
SURIMI	12,6	6,1	0,0
TARTE (moyenne)	3,7	39,0	26,5
THON	23,4	0,0	0,0
THON A L'HUILE (conserve)	23,8	0,0	0,0
THON AU NATUREL (conserve)	23,4	0,0	0,0
TOMATES	1,0	4,6	0,7
TRUITE	19,0	0,0	0,0
VEAU, COTE	24,0	0,0	0,0
VEAU, ESCALOPE	21,0	0,0	0,0
VIANDE (moyenne)	23,0	0,0	0,0
VIN	0,2	0,3	0,3
YAOURT AUX FRUITS	3,8	17,0	4,3
YAOURT ENTIER, NATURE	3,9	5,2	1,0
YAOURT MAIGRE	4,7	7,3	1,7
YAOURT MAIGRE AUX FRUITS	4,1	18,0	4,5

Lipides	AGS	AGMI	AGPI	Alcool	Kcal
11,7	5,04	3,8	2,93	0,0	260
4,2	1,10	1,3	1,80	0,0	118
12,3	2,80	6,1	3,40	0,0	207
29,1	17,80	10,1	1,27	0,0	383
34,0	15,48	16,2	2,36	0,0	382
35,3	14,30	17,5	3,50	0,0	382
13,3	3,00	5,5	4,80	0,0	204
11,7	2,50	4,5	4,76	0,0	194
8,7	1,26	2,7	4,70	0,0	179
0,0	0,00	0,0	0,00	0,0	0
18,3	7,36	8,2	2,69	0,0	458
0,9	0,10	0,2	0,60	0,0	34
1,5	0,50	0,6	0,40	0,0	100
8,9	4,18	3,4	1,34	0,0	267
0,0	0,00	0,0	0,00	0,0	400
2,1	0,40	1,1	0,60	0,0	94
14,1	8,60	4,4	1,10	0,0	298
15,2	4,50	4,8	5,90	0,0	230
21,1	7,00	8,8	5,30	0,0	285
2,0	0,40	0,3	1,28	0,0	111
0,1	0,00	0,0	0,10	0,0	23
3,1	0,70	1,0	1,40	0,0	104
12,0	5,45	5,4	1,09	0,0	204
2,3	0,90	0,6	0,80	0,0	105
12,1	5,23	5,5	1,36	0,0	201
0,0	0,00	0,0	0,00	10,6	76
3,0	2,60	0,2	0,20	0,0	110
3,0	2,60	0,2	0,20	0,0	63
0,1	0,10	0,0	0,00	0,0	49
0,4	0,10	0,3	0,00	0,0	92

Rôles des vitamines et des oligo-éléments

Sels minéraux et vitamines	Aliments les plus riches
Calcium	Fromages, sardines avec arêtes, chou vert, cresson, chocolat au lait, lait, yaourt, fruits secs, cresson, épinards, pain complet, œufs...
Fer	Foie de veau, pâté de foie, foie gras, moules, huîtres, viande, poisson, fruits secs, œufs, carottes, épinards, lentilles, pain complet...
Magnésium	Fruits secs, lentilles, pâtes complètes, pain complet, chocolat, crevettes, fromage, épinards, haricots blancs, sole, riz complet, poulet, sardines, thon...
Zinc	Huîtres, foie, foie gras, bœuf, fromages Edam et Gouda, agneau, camembert, autres fromages, veau, dinde, moules, porc...
Cuivre	Foie, huîtres, fruits secs, fromages, lentilles, sole, pain complet, champignons, poulet, crevettes, pâtes, cabillaud, avocat...
Sélénium	Poissons, foie gras, crevettes, sardines, thon, moules, pâté de foie, sole, huîtres, saumon, foie, œufs, viande...
Manganèse	Fruits secs, pain complet, céréales, pâtes...

Rôle	Signes de carences
Métabolisme osseux, dents. Métabolisme cardiaque, système nerveux, muscles. Coagulation du sang.	Décalcification (ostéoporose), Caries, Nervosité, Crampes.
Anti-anémie, transport de l'oxygène Stimulation des défenses Performances intellectuelles Nombreux métabolismes cellulaires	Anémie, Fatigue, diminution des performances intellectuelles, Irritabilité, tendance dépressive...
Intervient dans tous les transferts d'énergie, la carburation du glucose Perméabilité des membranes Conductions nerveuses, contraction musculaire	Spasmophilie (tétanie), Fatigue, irritabilité, insomnies, Faiblesse musculaire
Active de très nombreuses enzymes du métabolisme du glucose, des graisses, des protéines, Métabolisme de la peau, des os, Cicatrisation, capacités de défense, Fertilité, Rôle dans les mécanismes antioxydants	Mauvaise cicatrisation, Ongles cassants, avec points blancs, Diminution du goût, de l'appétit, Stérilité, Sensibilité aux infections.
Activation d'enzymes antioxydantes Immunité cellulaire Métabolisme du fer	Anémie, Fatigue, Dépigmentation, Augmentation du risque cardiovasculaire ?
Constituant d'une enzyme très importante dans la lutte contre les radicaux libres et agissant en synergie avec la vitamine E	Vieillissement précoce, Fatigue, Sensibilité aux infections.
Métabolisme de l'insuline & osseux, Activation d'enzymes antioxydantes, Régulation des neurotransmetteurs, Synthèse des acides nucléiques des chromosomes	Irritabilité, Palpitations, Problèmes articulaires, Diminution de la tolérance au glucose.

Sels minéraux et vitamines	Aliments les plus riches
Folates (Vitamine B9)	Foie gras, foie, cresson, choux verts, choux de Bruxelles, lentilles, germes de soja, épinards et autres légumes verts, asperge, œufs, fraises, fromage…
Equivalent rétinol (Vitam. A + carotènes)	Foie, carottes, légumes verts, beurre, thon, fromages, œufs…
Vitamine B1 (Thiamine)	Viande de porc, œufs, pâtes complètes, petits pois, foie, thon, saumon…
Vitamine B2 (Riboflavine)	Foie, fromages, œufs, chocolat, fruits secs…
Vitamine B5 (Acide pantothénique)	Œufs, viande, pain, chocolat, pommes de terre…
Vitamine B6 (Pyridoxine)	Viande, pommes de terre, bananes, carottes…
Vitamine B12	Foie, huîtres, moules, poissons…
Vitamine C	Poivrons crus, brocoli, kiwis, fraises, oranges, cresson, mangues, légumes verts crus, melon, chou fleur, mandarines, framboises…
Vitamine D	Poissons (surtout gras), huîtres, œufs, fromages gras…
Vitamine E	Huiles végétales, œufs, asperges, épinards, chou vert, hareng, poissons de mer, crevettes, légumes verts, mangues, pêches…

Rôle	Signes de carences
Lié au métabolisme de la vitamine B12, il intervient dans la synthèse de l'hémoglobine et prévient donc l'anémie, Métabolisme du système nerveux.	Anémie, Fatigue, troubles de la mémoire, tendances dépressives Dysenterie.
Essentiel dans la vision, la cicatrisation, la croissance, Détoxification du foie, Maturation et différenciation des cellules, Antioxydant.	Baisse de la vision nocturne Irritation des yeux.
Métabolisme des glucides et des lipides, du cerveau, transmission des influx nerveux.	Irritabilité, fatigue, Polynévrites, Perte d'appétit, troubles digestifs et de mémoire.
Métabolisme des glucides, des lipides et des protéines, Respirations cellulaires, Vision.	Inflammations des muqueuses : langue, lèvres, génitales. Troubles de la peau.
Métabolisme énergétique, synthèse des graisses et du cholestérol, hormones sexuelles.	Vision, Fatigue, Hypoglycémies, Troubles de la peau et des cheveux.
Synthèse des protéines, métabolisme des acides aminés, des chromosomes, des membranes cellulaires, de la peau, des muqueuses, Stimulation des défenses.	Dépression, agressivité, Troubles de la peau et des muqueuses.
Production des globules rouges, Croissance cellulaire, Métabolisme du foie, du système nerveux, des glucides et des lipides.	Anémie, Dépression, pertes de mémoire, fatigue, Susceptibilité aux infections.
Métabolisme oxydatif, Mécanismes de défense, anti-infection, antioxydant Résorption du fer et du calcium, Ossification, Synthèse des protéines, Détoxication hépatique.	Fatigue, irritabilité, Diminution des performances.
Métabolisme des os, Croissance, Défenses immunitaires, Fabriquée par la peau au soleil.	Rachitisme, Ostéoporose, Tétanie.
Antioxydant des lipides des membranes Stimulation du système immunitaire, Combat l'oxydation des graisses poly-insaturées, Fertilité,Diminue l'agrégation des plaquettes.	Vieillissement, Stérilité, Troubles de la mémoire, Risque cardiovasculaire.